DOCTOR EN MEDICINA

con Cecil Murphey

MANOS
PRODIGIOSAS

La historia de Ben Carson

EL DISTINGUIDO CIRUJANO QUE LE DA A
LOS NIÑOS UNA SEGUNDA OPORTUNIDAD
EN LA VIDA

La misión de Editorial Vida es ser la compañía líder en comunicación cristiana que satisfaga las necesidades de las personas, con recursos cuyo contenido glorifique a Jesucristo y promueva principios bíblicos.

MANOS PRODIGIOSAS
Edición en español publicada por
Editorial Vida – 2009
Miami, Florida

© **2009 por Review y Herald Publishing Association**

Originally published in the USA under the title:
    Gifted Hands
    © *1990 by Review and Herald Publishing Association*
Published by permission of Zondervan, Grand Rapids, Michigan 49530

Traducción: *Dr. Miguel Mesías*
Edición: *Madeline Díaz*
Diseño interior: *Cathy Spee*
Adaptación cubierta: *Grupo Nivel Uno, Inc.*

ISBN: 978-0-8297-5373-8

CATEGORÍA: Biografía / Autobiografía

IMPRESO EN ESTADOS UNIDOS DE AMÉRICA
PRINTED IN THE UNITED STATES OF AMERICA

13 __ ❖ __ 6 5

Este libro está dedicado a mi madre, Sonya Carson,
que básicamente sacrificó su vida para asegurarse de
que mi hermano y yo saliéramos adelante.

Contenido

Introducción

por Candy Carson

¡Más sangre! ¡Al instante! El silencio de la sala de operaciones quedó roto por la orden asombrosamente serena. ¡Los gemelos habían recibido cincuenta unidades de sangre, pero su hemorragia no se había detenido!

«No hay más sangre de ese tipo específico», llegó la respuesta. «La hemos utilizado toda».

Como resultado de este anuncio, un pánico calmado brotó en la sala. En el banco de sangre del hospital John Hopkins se había agotado hasta la última gota de sangre tipo AB* negativo.

Sin embargo, los pacientes, unos gemelos de siete meses que habían estado unidos por la parte posterior de sus cabezas desde su nacimiento, necesitaban más sangre, de lo contrario morirían sin haber tenido siquiera la posibilidad de recuperarse. Esta era su única oportunidad, la única probabilidad de tener vidas normales.

Su madre, Theresa Binder, había buscado a través de todo el ámbito médico y hallado solo a un equipo que estaba dispuesto al menos a intentar separar a sus gemelos y preservar ambas vidas. Otros cirujanos le dijeron que no se podía hacer, pues sería preciso sacrificar a uno de los pequeños. *¿Permitir que uno de sus preciosos muriera?* Theresa ni siquiera podía darle cabida a tal pensamiento. Aunque estaban unidos por la cabeza, incluso a los siete meses, cada uno tenía su propia personalidad: uno jugaba mientras el otro dormía o comía. ¡No, de ninguna manera podría hacerlo! Después de meses de búsqueda, se enteró del equipo del hospital John Hopkins.

Muchos de los setenta miembros del equipo ofrecieron su propia sangre, pues se daban cuenta de la urgencia de la situación.

Las diecisiete horas de la laboriosa, tediosa y meticulosa operación de los diminutos pacientes había progresado bien si se consideraban todas las cosas. Los bebés habían sido anestesiados con éxito en apenas unas pocas horas, un procedimiento complejo debido a sus vasos sanguíneos compartidos. La preparación para la desviación cardiovascular no había llevado mucho más tiempo de lo esperado (los cinco meses de planeación y los numerosos ensayos habían dado su resultado). Llegar hasta el sitio de la unión de los gemelos tampoco fue en particular difícil para los jóvenes aunque experimentados neurocirujanos. No obstante, como resultado de los procedimientos de desviación cardiovascular, la sangre perdió sus propiedades de coagulación. ¡Por consiguiente, la cabeza de los infantes sangraba por todo lugar que podía hacerlo!

Gracias a Dios, en poco tiempo el banco de sangre de la ciudad pudo ubicar el número exacto de unidades de sangre necesarias para continuar la cirugía. Usando toda destreza, truco y artificio conocido en sus especialidades, los cirujanos pudieron detener el sangrado en un par de horas. La operación continuó. Al final, los cirujanos plásticos cosieron los últimos pliegues de piel para cerrar las heridas y la odisea quirúrgica de veintidós horas quedó terminada. ¡Los siameses Patrick y Benjamin quedaron separados por primera vez en su vida!

El agotado neurocirujano principal, que había diseñado el plan para la operación, de niño vivió en un tugurio de Detroit.

---

* Tipo de sangre cambiado para proteger la privacidad.

Capítulo uno

«Adiós, papá»

—Y tu papá ya no vivirá con nosotros.

—¿Por qué no? —pregunté de nuevo mientras me tragaba las lágrimas. Simplemente no podía aceptar la extraña finalidad de las palabras de mi madre—. ¡Yo quiero a mi papá!

—Él también te quiere, Bennie... pero tiene que irse, y para siempre.

—¿Pero por qué? No quiero que se vaya, sino que se quede con nosotros.

—Él tiene que irse...

—¿Hice algo que provocó que nos quiera dejar?

—Ah, no, Bennie. En lo absoluto. Tu papá te quiere.

Me eché a llorar.

—Entonces haz que vuelva.

—No puedo. Tan solo no puedo.

Sus fuertes brazos me apretaron más mientras trataba de consolarme, de ayudarme a dejar de llorar. Poco a poco mis gemidos se apagaron y me calmé. No obstante, tan pronto como aflojó su abrazo y me soltó, mis preguntas empezaron de nuevo.

—Tu papá hizo... —mamá se detuvo y, por niño que fuera, supe que estaba tratando de buscar las palabras apropiadas para hacerme entender lo que no quería aceptar—. Bennie, tu papá hizo algunas cosas malas. Cosas de verdad malas.

Me pasé la mano por los ojos.

—Tú puedes perdonarle entonces. No dejes que se vaya.

—Es más que solo perdonarle, Bennie...

—Pero yo quiero que él se quede aquí, con Curtis y nosotros dos.

De nuevo mi madre trató de hacerme entender por qué papá tenía que irse, pero su explicación no tenía mucho sentido para

11

mí a mis ocho años. Mirando hacia atrás, no sé cuánto pude entender la razón que existía para que mi padre se fuera. Incluso quería rechazar lo poco que capté. Mi corazón estaba destrozado porque mi madre me había dicho que mi padre nunca más volvería a casa. Y yo lo quería.

Papá era cariñoso. A menudo salía de viaje, pero cuando estaba en casa me sentaba sobre sus rodillas, feliz de jugar a lo que yo quisiera. Él tenía una gran paciencia conmigo. Me gustaba de manera particular jugar con las venas en el dorso de sus grandes manos, ya que eran muy grandes. Las empujaba hacia abajo y observaba cómo volvían a sobresalir. «¡Mira! ¡Ya volvieron!» Yo me reía, tratando con todas las fuerzas de mis manos pequeñas de lograr que sus venas se quedaran abajo. Papá se quedaba sentado dejándome jugar todo lo que yo quisiera.

A veces él decía: «Parece que no tienes la fuerza suficiente», y yo apretaba incluso más fuerte. Por supuesto, nada funcionaba, y pronto perdía el interés y me divertía con alguna otra cosa.

Aunque mi madre dijo que papá había hecho algunas cosas malas, no podía pensar de él como alguien «malo», pues siempre había sido bueno con mi hermano Curtis y conmigo. A veces papá nos llevaba regalos sin ninguna razón especial. «Pensé que te gustaría esto», decía como si nada con un brillo en sus ojos negros.

Muchas tardes yo importunaba a mi madre o miraba el reloj hasta que sabía que era la hora en que papá regresaba de su trabajo. Entonces corría hacia fuera para esperarlo. Vigilaba hasta que lo veía caminar por nuestro callejón. «¡Papá! ¡papá!», gritaba corriendo para darle la bienvenida. Él me levantaba en sus brazos y me llevaba cargado hasta la casa.

Todo eso terminó en 1959, cuando tenía ocho años y mi papá se fue para siempre. Para mi tierno corazón afligido, el futuro se extendía interminable. No podía imaginarme una vida sin papá, y no sabía si Curtis, mi hermano diez años mayor, o yo volveríamos a verlo de nuevo alguna vez.

■ ■ ■

No sé cuánto tiempo continué llorando y haciendo preguntas el día en que papá se fue. Solo sé que fue el día más triste de mi vida. Mis preguntas no se detuvieron con mis lágrimas. Durante semanas hostigué a mi madre con toda argumentación posible que mi mente pudiera concebir, tratando de hallar alguna manera de lograr que hiciera regresar a papá.

—¿Cómo puedes vivir sin papá? ¿Por qué no quieres que vuelva? Él se portará bien, sé que lo hará. Pregúntale a papá. Él no hará cosas malas de nuevo.

Mis súplicas no sirvieron de nada. Mis padres lo habían resuelto todo antes de decírnoslo a Curtis y a mí.

—Se supone que las mamás y los papás deben quedarse juntos —persistí—. Se supone que ambos deben estar con sus pequeños.

—Sí, Bennie, pero a veces las cosas simplemente no resultan bien.

—Con todo, no veo por qué —dije.

Pensaba en cada cosa que papá hacía con nosotros. Por ejemplo, casi todos los domingos nos llevaba a Curtis y a mí a dar una vuelta en el auto. Por lo general, visitábamos a algunas personas, y a menudo nos deteníamos para ver a una familia en particular. Papá conversaba con las personas mayores, mientras mi hermano y yo jugamos con los niños. Solo después nos enteramos de la verdad: mi papá tenía otra «esposa» y otros hijos de los que nosotros no sabíamos nada.

No sé cómo mi madre se enteró de esta doble vida, porque nunca nos preocupó a Curtis y a mí con el problema. En realidad, ahora que soy adulto, mi única queja es que ella hizo más de lo que debía para que no supiéramos lo mal que estaban las cosas. Nunca nos permitió compartir con ella su profunda herida. Esa fue su manera de protegernos, pues pensaba que estaba haciendo lo correcto. Muchos años después, por fin entendí lo que ella llamaba las «traiciones con mujeres y drogas» de mi padre.

Mucho antes de que mi madre se enterara de la otra familia, yo percibía que las cosas no marchaban bien entre ellos. No peleaban; en lugar de eso, mi papá solo se iba. Había estado yéndose de la casa cada vez más a menudo y se quedaba fuera más y más tiempo. Nunca sabía por qué.

Sin embargo, cuando mamá me dijo: «Tu papá no volverá nunca», esas palabras me rompieron el corazón. No se lo decía a mi madre, pero todas las noches cuando me iba a la cama pedía en oración: «Querido Señor, ayuda a mi mamá y a mi papá para que vuelvan». En mi corazón sabía que Dios les ayudaría a contentarse para que pudiéramos ser una familia feliz. No quería que estuvieran separados, y no podía imaginarme enfrentar el futuro sin él. Con todo, papá nunca volvió a casa.

Conforme pasaban los días y las semanas, aprendí que podíamos valernos sin él. Éramos más pobres entonces, y podía decir que mamá se preocupaba, aunque no nos decía gran cosa a Curtis y a mí. Conforme maduraba, y ciertamente para cuando tenía once años, me di cuenta de que nosotros tres en realidad éramos más felices que cuando papá había estado en casa. Teníamos paz. No había períodos de mortal silencio que llenaran el hogar. Ya no me quedaba paralizado por el miedo ni acurrucado en mi cuarto preguntándome qué estaba sucediendo cuando mamá y papá no se hablaban.

Ahí fue cuando dejé de orar porque ellos volvieran a unirse.

—Es mejor que ellos se queden separados —le dije a Curtis—, ¿verdad?

—Ajá, me parece que sí —contestó él.

Y, al igual que mi madre, no me decía gran cosa en cuanto a sus propios sentimientos; pero pienso que yo sabía que él también, a regañadientes, se daba cuenta de que nuestra situación era mejor sin nuestro padre.

Tratando de recordar cómo me sentía en esos días después que papá se fue, no me doy cuenta de haber atravesado las etapas de la ira y el resentimiento. Mi madre dice que la experiencia nos sumergió a Curtis y a mí en un gran dolor. No dudo de que su partida significara un terrible ajuste para nosotros dos. Sin embargo, no recuerdo nada más allá del día en que se marchó.

Tal vez así fue como aprendí a manejar mi profunda herida… olvidando.

...

«Simplemente no tenemos el dinero, Bennie».

En los meses después de que mi padre se fue, Curtis y yo debimos haber oído esa afirmación cientos de veces. Y, por supuesto, era verdad. Cuando pedíamos juguetes o dulces, como habíamos hecho antes, pronto aprendí a comprender por la expresión de mi madre cuánto le dolía negárnoslo. Después de un tiempo, dejamos de pedir lo que sabíamos que de todas maneras no podríamos recibir.

Unas pocas veces el resentimiento afloraba a la cara de mi madre. Entonces se quedaba muy quieta y nos explicaba que papá nos quería, pero que no nos daba dinero para nuestro sostenimiento. Recuerdo de forma vaga unas pocas veces en que mi madre fue al tribunal para tratar de conseguir que él le diera algo para nuestra manutención. Después de eso, papá enviaba dinero por un mes o dos, nunca la cantidad completa, y siempre tenía una excusa legítima. «No puedo darte todo esta vez», decía, «pero luego te lo repongo. Te lo prometo».

Papá nunca lo reponía. Después de un tiempo, mi madre abandonó la idea de tratar de conseguir que él le diera alguna ayuda financiera.

Yo sabía que él no quería darle dinero a mi madre, lo que hacía la vida más difícil para nosotros. Con todo, en mi amor infantil por mi papá, que había sido bondadoso y cariñoso, no se lo reprochaba. No obstante, no podía entender cómo él podía querernos y a la vez no darnos dinero para comprar comida.

Una de las razones por las que no le guardo rencor ni tengo malos sentimientos hacia papá debe ser porque mi madre rara vez le echó la culpa, por lo menos no delante de nosotros o al alcance de nuestros oídos. Casi ni puedo pensar en alguna ocasión en que ella hablará mal de él.

Sin embargo, más importante que ese hecho fue que mi madre se las arregló para darnos un sentido de seguridad en nuestra familia de tres. Aunque todavía por largo tiempo eché de menos a papá, me sentía contento al estar solo con mi madre y mi hermano, porque en realidad éramos una familia feliz.

Mi madre, una mujer joven con casi ninguna educación, venía de una familia grande que tenía muchas cosas en su contra. A pesar de todo, ella logró un milagro en su propia vida y fue de gran ayuda en la de nosotros. Todavía puedo oír su voz, por más malas que las cosas estuvieran, diciendo: «Bennie, estaremos bien». Esas tampoco eran palabras vacías, ya que ella las creía. Así que Curtis y yo también las creíamos, lo cual me daba seguridad y consuelo.

Parte de la fuerza de mi madre brotaba de su profunda fe en Dios, así como también de su innata capacidad para inspirarnos a Curtis y a mí a saber que ella tomaba en serio cada palabra que decía. Sabíamos que no éramos ricos, no obstante, por mas que las cosas se pusieran malas para nosotros, no nos preocupábamos por lo que comeríamos o en dónde viviríamos.

El hecho de que creciéramos sin un padre colocó una carga pesada sobre mi madre. Ella no se quejó, por lo menos no delante de nosotros, ni tampoco se dedicó a sentir lástima de sí misma. Trató de sobrellevar toda la carga, y de alguna manera yo entendía lo que estaba haciendo. Por muchas horas que tuviera que estar separada de nosotros en su trabajo, sabía que lo estaba haciendo por nosotros. Esa dedicación y sacrificio causó una profunda impresión en mi vida.

Abraham Lincoln dijo una vez: «Todo lo que soy o espero ser, se lo debo a mi madre». No estoy seguro de que quiera decirlo justo de esa manera, pero mi madre, Sonya Carson, fue la fuerza más temprana, más fuerte y de mayor impacto en mi vida.

Sería imposible relatar todos mis logros sin empezar por su influencia. Para mí, relatar mi experiencia quiere decir empezar con la de ella.

Capítulo dos

Con la carga a cuestas

—Ellos no tratarán a mi muchacho de esa manera —dijo mi madre mientras contemplaba el papel que Curtis le había dado—. No, señor, no te harán eso.

Curtis había tenido que leerle algunas de las palabras, pero ella entendía con exactitud lo que el consejero escolar había hecho.

—¿Qué harás, madre? —pregunté sorprendido. Nunca se me había ocurrido que alguien pudiera cambiar algo cuando las autoridades escolares tomaban decisiones.

—Iré directo allá por la mañana para arreglar esto —dijo. Y por el tono de su voz sabía que lo haría.

Curtis, dos años mayor que yo, estaba en la secundaria básica cuando la consejera del colegio decidió ponerlo en un programa de estudios tipo vocacional. Sus calificaciones, en un tiempo bajas, habían estado subiendo mucho hacía más de un año, pero él asistía a un colegio en el que predominaban los blancos, y mi madre no tenía dudas de que la consejera estaba operando mediante el pensamiento estereotipado de que los negros eran incapaces de cursar estudios universitarios.

Por supuesto, no estuve en la reunión, pero todavía recuerdo vívidamente lo que mi madre nos dijo esa noche. «Le dije a esa consejera: "Mi hijo Curtis va a ir a la universidad. No quiero que asista a ningún curso vocacional"». Luego puso su mano sobre la cabeza de mi hermano. «Curtis, ya estás inscrito en los cursos preparatorios para la universidad».

Esta experiencia ilustra el carácter de mi madre. No era una persona que permitiera que el sistema dictara su vida. Ella tenía una clara comprensión de cómo serían las cosas para nosotros, sus dos hijos.

Mi madre era una mujer atractiva, de un metro sesenta de estatura y esbelta, aunque cuando éramos pequeños hubiera dicho que era un poco rellenita. Hoy sufre de artritis y problemas del corazón, pero no pienso que eso la haya detenido gran cosa. Sonya Carson tiene una personalidad clásica tipo A: trabajadora ardua, orientada a las metas, impulsada a exigir lo mejor de sí misma en cualquier situación, rehusándose a conformarse con menos. Es una mujer de gran inteligencia, que capta con rapidez el significado general antes de buscar detalles. Tiene una capacidad natural y un sentido intuitivo que le permite percibir lo que hay que hacer. Quizás esa es su característica más sobresaliente.

Debido a esa personalidad decidida y tal vez compulsiva, la cual hacía que se exigiera mucho a sí misma, algo de ese espíritu se infundió en mí. No quiero pintar a mi madre como perfecta, porque también era humana. A veces su negativa a permitir que me conformara con algo menos que lo mejor me parecía un hostigamiento, una gran exigencia, incluso una falta de piedad. Cuando creía en algo, se aferraba a ello y no lo soltaba. No siempre me gustó oírle decir: «No naciste para ser un fracaso, Bennie. ¡Tú puedes!» O una de sus expresiones favoritas: «Tan solo pídeselo al Señor, y él te ayudará».

Siendo muchachos, no siempre recibimos de buen grado sus lecciones y consejo. El resentimiento y la obstinación afloró, pero mi madre se rehusó a darse por vencida.

Con el paso de los años y su constante estímulo, tanto Curtis como yo empezamos a creer en realidad que podíamos lograr cualquier cosa que escogiéramos hacer. Tal vez ella nos «lavó el cerebro» para que creyéramos que seríamos extremadamente buenos y muy exitosos en lo que fuera que intentáramos. Incluso hoy puedo oír con claridad su voz dentro de mi cabeza diciendo: «Bennie, puedes hacerlo. No dejes de creer eso ni por un segundo».

Aunque mi madre tenía solo tercer grado de primaria cuando se casó, proveyó la fuerza impulsora en nuestra casa. Ella incitaba a mi despreocupado padre a hacer muchas cosas. En su mayor parte debido a su sentido de moderación, ahorró una buena cantidad de dinero y a la larga compramos nuestra primera casa. Sospecho que si las cosas hubieran marchado a la manera de mi madre, con el tiempo mis padres hubieran estado económicamente bien acomodados. No estoy seguro de que ella tuviera alguna premonición de la pobreza y la adversidad que tendría que enfrentar en los años por delante.

En contraste, mi padre media un metro ochenta y ocho de estatura, era delgado, y a menudo decía: «Tienes que verte siempre bien vestido, Bennie. Vístete según lo que quieres ser». Él hacía énfasis en la ropa y las posesiones, y le encantaba estar rodeado de personas.

«Trata bien a la gente. La gente es importante. Si la tratas bien, te querrá». Recordando esas palabras, pienso que él le daba gran importancia al hecho de que todo mundo lo quisiera. Si alguien me pidiera que describiera a mi padre, diría: «Es un buen tipo». Y a pesar de los problemas que brotaron más tarde, todavía lo pienso así.

Mi padre era del tipo de persona que hubiera querido que nosotros nos vistiéramos con ropa elegante e hiciéramos las cosas de «machos», como andar persiguiendo a las muchachas. El estilo de vida que hubiera sido perjudicial para establecernos en el mundo académico. De muchas maneras, ahora estoy agradecido de que mi madre nos sacara de ese ambiente.

En el aspecto intelectual, papá no captaba con facilidad los problemas complejos, pues tenía la tendencia a «embotellarse» en los detalles, siendo incapaz de ver el cuadro completo. Quizás esa era la mayor diferencia entre mis padres.

Uno y otro venían de familias grandes: mi mamá tenía veintitrés hermanos y hermanas, y mi padre creció con trece hermanos y hermanas. Se casaron cuando mi padre tenía veintiocho años y mi madre trece. Muchos años más tarde, ella me confió que estaba buscando una manera de escapar de la situación desesperada que existía en su hogar.

Poco después de su matrimonio, se mudaron de Chattanooga, en Tennesse, a Detroit, que era la tendencia de los obreros a fines de la década de 1940 y principios de la de 1950. La gente del sur rural miraba a lo que consideraban lucrativos empleos en las fábricas del norte. Mi padre consiguió un trabajo en la planta Cadillac. Hasta donde sé, fue su primer y único empleo. Trabajó allí hasta que se jubiló a fines de los setenta.

Mi padre también servía como ministro en una pequeña iglesia bautista. Jamás he podido comprender si fue un ministro ordenado o no. Solo una vez me llevó para oírle predicar... o por lo menos recuerdo solo una ocasión. Papá no era uno de esos tipos fogosos como algunos evangelistas de la televisión. Él hablaba más bien calmado y alzaba la voz pocas veces, aunque predicaba en un tono relativamente bajo y el público no se entusiasmaba. No tenía abundancia real de palabras, pero hacía lo mejor según sus posibilidades. Todavía puedo verle ese domingo especial en que se paró frente a nosotros, alto y erguido, con el sol reflejado en una enorme cruz de metal que se mecía sobre su pecho.

...

—Tengo que irme por unos pocos días —nos dijo mi madre varios meses después de que papá nos dejó—. Necesito ver a algunos parientes.

—¿Vamos nosotros también?» —pregunté con interés.

—No, tengo que ir sola —su voz estaba desusadamente tranquila—. Además, perderían clases.

Antes de que pudiera protestar, me dijo que nos quedaríamos con unos vecinos.

—Ya he hecho los arreglos. Pueden dormir allá y comer con ellos hasta que regrese.

Tal vez debería haberme preguntado por qué ella viajó, pero no fue así. Me entusiasmé mucho con eso de quedarme en casa de otra persona, pues eso quería decir tener privilegios adicionales, mejor comida y un montón de diversión, ya que jugaríamos con los hijos de los vecinos.

Así fue como sucedió la primera vez y varias veces después. Mi madre nos explicaba que estaría fuera durante unos pocos días y que nos cuidarían los vecinos. Debido a que hacía con cuidado los arreglos para que nos quedáramos con algunos amigos, nos emocionábamos en lugar de asustarnos. Seguros de su amor, jamás se me ocurrió que tal vez no volvería. Quizás esto parezca extraño, pero es un testimonio de la seguridad que sentíamos en nuestra casa. Ya era un adulto cuando descubrí a dónde iba mi madre cuando se marchaba a «visitar a los parientes». Cuando la carga se volvió demasiado pesada, solicitó admisión en una institución mental. La separación y el divorcio la sumergieron en un terrible período de confusión y depresión. Pienso que su fortaleza interna la ayudó a darse cuenta de que necesitaba ayuda profesional y tuvo la valentía para buscarla. Por lo general, estaba fuera varias semanas seguidas. Nosotros dos jamás tuvimos la más ligera sospecha de su tratamiento psiquiátrico. Ella lo quiso así.

Con el tiempo, mi madre se recuperó de sus depresiones mentales, pero los amigos y vecinos hallaron difícil considerarla sana. Nosotros nunca lo supimos, pues mi madre jamás nos dejó saber cuánto le dolía, pero su tratamiento en un hospital mental les proporcionó a los vecinos un tema candente para chismear, tal vez incluso más porque ella se había divorciado. Ambos problemas representaban serios estigmas en ese tiempo. Mi madre no solo tenía que ingeniárselas a fin de proveer para la casa y criarnos a nosotros, sino que la mayoría de sus amigos desaparecieron cuando más los necesitaba. Debido a que nunca habló con nadie sobre los detalles de su divorcio, la gente concluyó lo peor e hizo circular las historias más estrafalarias acerca de ella.

«Yo solo decidí que lo que tenía que hacer era dedicarme a mis cosas», me dijo una vez mi madre, «e ignorar lo que la gente decía». Así lo hizo, pero no debió ser fácil. Me duele pensar cuántas veces sufrió sola llorando.

Por último, sin ningún recurso financiero en qué apoyarse, mi madre supo que no podía pagar los gastos de vivir en nuestra casa, por modesta que fuera. La vivienda había pasado a ser de ella como parte del acuerdo de divorcio. Así que varios meses después de tratar de salir adelante por cuenta propia, alquiló la casa. Empacamos y nos mudamos. Esa fue una de las ocasiones en que papá reapareció, ya que se presentó para llevarnos a Boston. La hermana mayor de mi madre, Jean Avery, y su esposo, Willliam, aceptaron recibirnos.

Nos mudamos a una vecindad en Boston con los Avery. Sus hijos ya habían crecido y ellos tenían mucho amor para darles a dos muchachos. Con el tiempo, llegaron a ser como unos segundos padres para Curtis y para mí, lo cual fue maravilloso, porque necesitábamos mucho afecto y simpatía en ese entonces.

Durante un año o algo así después de mudarnos a Boston, mi madre todavía estaba bajo tratamiento psiquiátrico. Sus viajes duraban como tres o cuatro semanas cada vez. La echábamos de menos, pero recibíamos una atención tan especial de parte del tío William y la tía Jean cuando ella estaba fuera, que nos gustaba este arreglo ocasional.

Los Avery nos aseguraban a Curtis y a mí: «A su mamá le está yendo bien». Después de recibir una carta o una llamada telefónica, nos decían: «Ella volverá en unos pocos días más». Manejaban la situación tan bien que nunca tuvimos ni la menor idea de lo difícil que eran las cosas para nuestra madre. Y así fue como la voluntad férrea de Sonya Carson quería que fuera.

Capítulo tres
A los ocho años

¡**R**atas! —grité—. ¡Mira, Curtis, mira aquí! ¡Vi ratas! —añadí señalando con horror un lote grande lleno de hierbas detrás de nuestra vecindad—. ¡Y son más grandes que gatos!

—No son tan grandes —respondió Curtis tratando de parecer más maduro—, pero sí que parecen feroces.

Nada en Detroit nos había preparado para la vida en un edificio en Boston. Los ejércitos de cucarachas cruzaban corriendo el cuarto, siendo imposible librarnos de ellas sin que importara lo que mi madre hiciera. Más aterradoras para mí eran las hordas de ratas, aunque nunca se acercaban. La mayoría vivían afuera, entre las hierbas o los montones de basura. Sin embargo, de vez en cuando se metían en el sótano de nuestro edificio, en especial durante el tiempo frío.

«Yo no bajo allá solo», dije de forma rotunda más de una vez. Me asustaba bajar solo al sótano, y no cedía a menos que Curtis o el tío William fueran conmigo.

En ocasiones salían culebras de entre las hierbas para deslizarse por las aceras de la calle. Una vez una serpiente grande se metió en nuestro sótano y alguien la mató. Pocos días después, todos los muchachos hablamos acerca de las culebras.

—¿Saben? Una serpiente se metió en uno de los edificios de allá atrás el año pasado y mató a cuatro niños mientras dormían —dijo uno de mis compañeros.

—Pueden tragarte entero —insistió otro.

—No, no pueden —dijo el primero y se rió —. Lo que hacen es morderte, y entonces te mueres.

Luego otro contó de alguien a quien una culebra lo había matado.

Las historias no eran verdaderas, por supuesto, pero oírlas con la suficiente frecuencia como para mantenerlas frescas en mi mente me hacía sentir cauteloso, asustado y siempre alerta en cuanto a las culebras.

Un sinnúmero de indigentes y borrachos deambulaban por el sector, y nos acostumbramos tanto a ver vidrios rotos, montañas de basura, edificios en ruinas y patrulleros a toda velocidad por las calles, que pronto nos ajustamos a nuestro cambio de estilo de vida. En pocas semanas ese ambiente nos parecía perfectamente normal y razonable.

Nadie jamás dijo: «Esta no es la manera en que vive la gente normal». Una vez más, pienso que el sentido de unidad familiar, fortalecido por los Avery, impidió que me preocupara demasiado por la calidad de nuestra vida en Boston.

Por supuesto, mi madre trabajaba constantemente. Rara vez tenía mucho tiempo libre, pero cuando era así, lo invertía con generosidad con Curtis y conmigo, lo que compensaba las horas que pasaba afuera. Mi madre empezó a trabajar en casas de gente acomodada cuidando a sus hijos o haciendo oficios domésticos.

«Te ves cansaba», le dije una noche cuando entró en nuestro pequeño apartamento. Ya estaba oscuro, y ella había tenido un largo día de trabajo en dos empleos, ninguno de los cuales le pagaba bien.

Apoyó la espalda en el sillón. «A lo mejor lo estoy», dijo mientras se quitaba los zapatos. Su sonrisa me acarició. «¿Qué aprendiste en la escuela hoy?», preguntó.

Por cansada que estuviera, si todavía estábamos despiertos cuando llegaba a casa, nunca dejaba de preguntarnos por nuestros estudios. Al igual que todo lo demás, su preocupación por nuestra educación empezó a inculcar en mí que ella consideraba importantes los estudios.

Apenas tenía ocho años cuando nos mudamos a Boston, siendo en ocasiones un niño de mentalidad seria que meditaba en todos los cambios que habían surgido en su vida. Un día me dije: «Tener ocho años es fantástico, porque a esta edad uno no tiene ninguna responsabilidad. Todos te cuidan y uno simplemente puede jugar y divertirse». No obstante, también dije: «No siempre será así. De modo que por ahora disfrutaré de la vida».

Con excepción del divorcio, lo mejor de mi niñez sucedió cuando tenía esa edad. Primero, tuve la Navidad más espectacular de mi vida: Curtis y yo disfrutamos de un tiempo maravilloso mientras íbamos de compras, luego nuestra tía y nuestro tío nos colmaron de juguetes. Mi madre también, tratando de compensar la pérdida de nuestro padre, nos compró más cosas que nunca antes.

Uno de mis regalos favoritos fue un auto Buick 1959 a escala, con ruedas de fricción. Sin embargo, el juego de química superó incluso al pequeño auto. Nunca, ni antes ni después, he tenido algo que haya captado mi interés como ese juego de química. Pasé horas en el dormitorio jugando, estudiando las instrucciones y haciendo un experimento tras otro. Convertí el papel tornasol en azul y rojo. Mezclé sustancias químicas preparando brebajes extraños y observé con fascinación cómo burbujeaban, producían espuma o se volvían de diferentes colores. Cuando algo que había preparado llenaba todo el apartamento con una pestilencia similar a la de huevos podridos o algo peor, me reía hasta que me dolía el estómago.

En segundo lugar, tuve mi primera experiencia religiosa cuando tenía ocho años. Nosotros éramos adventistas del séptimo día, y un sábado por la mañana el pastor Ford, en la Iglesia de la Avenida Detroit Burns, ilustró su sermón con un relato.

Siendo un narrador de historias excelente, nos contó de una pareja de esposos que eran médicos misioneros a quienes en un país lejano unos ladrones los estaban persiguiendo. Los esquivaron por entre árboles y piedras, logrando siempre mantenerse justo por delante de los bandidos. Al final, jadeando agotados, la pareja se detuvo al borde de un precipicio. Estaban atrapados. De repente, justo al borde del risco, vieron una grieta en la peña… una hendidura apenas lo suficiente amplia como para que entraran arrastrándose y se escondieran. Segundos después, cuando los hombres llegaron al borde del precipicio, no pudieron hallar al médico ni a su esposa. Ante sus ojos incrédulos, la pareja se había esfumado. Después de maldecirlos a gritos, los bandidos se marcharon.

Mientras escuchaba, el cuadro se hizo tan vívido que sentí como si me estuvieran persiguiendo. El pastor no estaba siendo exageradamente dramático, pero me dejé llevar por la emoción. Viví la batalla de los misioneros como si los hombres malos estuvieran tratando de capturarme. Me imaginé que me estaban persiguiendo. La respiración me faltó debido al pánico, el miedo y la desesperación de esa pareja misionera. Al final, cuando los bandidos se fueron, solté un suspiro al sentir que ellos estaban seguros.

El pastor Ford miró a la congregación. «La pareja quedó protegida», nos dijo. «Estuvieron escondidos en las grietas de la peña, y Dios los protegió de todo daño».

Cuando terminó el sermón, empezamos a entonar el «canto de llamamiento». Esa mañana el pastor había seleccionado «Él esconde mi alma en la grieta de la peña». Organizó su llamamiento alrededor del relato misionero y explicó nuestra necesidad de escondernos en una «hendidura de la peña», en la seguridad que se halla solo en Jesucristo.

«Si ponemos nuestra fe en el Señor», dijo mientras paseaba su mirada por las caras de la congregación, «siempre estaremos seguros. Seguros en Jesucristo».

Mientras escuchaba, mi mente vislumbró la forma maravillosa en que Dios había cuidado a esas personas que querían servirle. Mediante mi imaginación y mis emociones viví ese relato con la pareja y pensé: *Eso es justo lo que debo hacer… buscar refugio en la hendidura de la peña.*

Aunque tenía solo ocho años, mi decisión me pareció perfectamente natural. Otros muchachos de mi edad ya se estaban bautizando y uniéndose a la iglesia, así que cuando el mensaje y la música tocaron mis emociones, respondí. Siguiendo la costumbre de nuestra denominación, cuando el pastor Ford preguntó si alguno quería entregarse a Jesucristo, Curtis y yo pasamos al frente. Unas pocas semanas más tarde ambos fuimos bautizados.

Yo era un buen muchacho, no había hecho nada particularmente malo. Sin embargo, por primera vez en mi vida sabía que necesitaba la ayuda de Dios. Durante los próximos cuatro años traté de seguir las enseñanzas que recibía en la iglesia. Esa mañana marcó otro hito para mí. Decidí que quería ser médico, un médico misionero.

Los cultos de adoración y nuestras lecciones bíblicas con frecuencia destacaban historias de médicos misioneros. Todo relato de un médico misionero que viajaba por poblaciones primitivas en África o la India me intrigaba. Nos llegaban informes del sufrimiento físico que los médicos aliviaban y acerca de cómo ayudaban a las personas a llevar vidas más felices y saludables.

—Eso es lo que quiero hacer —le dije a mi madre al regresar a casa—. Quiero ser médico. ¿Puedo ser médico, mamá?

—Bennie —dijo ella—, escúchame.

Nos detuvimos y mi madre me miró a los ojos. Luego, poniendo sus manos sobre mis hombros, dijo:

—Si le pides al Señor algo, y crees que lo hará, así sucederá.

—Creo que puedo ser médico.

—Entonces, Bennie, serás médico —dijo ella como si nada, y empezamos a caminar de nuevo.

Después de las palabras de mi madre, las cuales me fortalecieron, nunca dudé de lo que quería ser en la vida.

Como la mayoría de los muchachos, no tenía ni idea de lo que tenía que hacer una persona para llegar a ser médico, pero daba por seguro que si me iba bien en la escuela, podría lograrlo. Para cuando cumplí trece años, no estaba muy seguro de que quería ser misionero, pero nunca me desvíe del deseo de dedicarme a la profesión médica.

Nos mudamos a Boston en 1959 y nos quedamos allí hasta 1961, fecha en que mi madre se mudó de nuevo a Detroit, pues económicamente ya podía sostenernos. Detroit era el hogar para nosotros, y además, mi madre tenía un objetivo en mente. Aunque no fue posible al principio, planeaba recuperar la casa en que habíamos vivido.

La casa, como del tamaño de muchas cocheras actuales, era una de esas cajas cuadradas prefabricadas posteriores a la

Segunda Guerra Mundial. Toda la construcción quizás no tenía ni noventa metros cuadrados, pero estaba en un buen barrio en donde las personas mantenían su césped bien cortado y mostraban orgullo por el lugar donde vivían.

«Muchachos», nos dijo conforme pasaban las semanas y los meses, «simplemente esperen. Volveremos a nuestra casa en la calle Deacon. Tal vez no podamos pagar lo que representa vivir allí ahora, pero lo haremos. Mientras tanto, todavía podemos usar el arriendo que recibimos por la casa». Ni un solo día pasó sin que mi madre hablara de regresar. La determinación brillaba en sus ojos, y nunca dudé de que lo lograríamos.

Mi madre nos llevó a un edificio multifamiliar, justo al otro lado de la carrilera del tren, en una sección llamada Delray. Era un sector industrial lleno de humo, con rieles que cruzaban por todos lados y en donde había pequeñas fábricas que producían repuestos de automóviles. Era lo que yo llamaría un barrio de clase media baja.

Los tres vivíamos en el piso superior. Mi madre trabajaba en dos o tres empleos a la vez. En un lugar cuidaba niños, y en el siguiente limpiaba la casa. Cualquiera que fuera el trabajo doméstico que alguien necesitara, mi madre decía: «Puedo hacerlo. No sé cómo ahora mismo, pero aprendo rápido».

En realidad, no había ninguna gran cosa que ella pudiera hacer para ganarse la vida, pues no tenía otra preparación. Adquirió mucho sentido común en esos trabajos, ya que era inteligente y atenta. Al trabajar, observaba con mucho cuidado todo lo que la rodeaba. Se interesaba en especial por las personas, pues la mayor parte del tiempo trabajó para gente acomodada. Venía a casa y nos decía: «Esto es lo que la gente rica hace. Así es cómo se portan los que tienen éxito. Piensan de esta manera». Constantemente nos instruía con esta clase de información a mi hermano y mí. «Ahora bien, ustedes, muchachos, también pueden hacerlo», decía con una sonrisa. Y luego añadía: «¡Incluso mejor!»

De forma extraña, mi madre empezó a presentar estos objetivos delante de mí cuando no era buen estudiante. Bueno, eso no es exactamente cierto, ya que era el peor estudiante de todo el quinto grado de la Escuela Primaria Higgins.

Mis tres años en el sistema de escuelas públicas de Detroit me habían proporcionado un buen cimiento. Cuando nos mudamos a Boston, entré al cuarto grado, con Curtis dos años más adelante. Fuimos transferidos a una pequeña escuela privada de una iglesia, pues mi madre pensaba que la misma nos proveería una mejor educación que las escuelas públicas. Por desdicha, no resultó así. Aunque Curtis y yo sacábamos buenas calificaciones, el trabajo no era tan exigente como podía haber sido. Y cuando fuimos transferidos de nuevo al sistema de escuelas públicas de Detroit, fue todo un conflicto para mí.

A la Escuela Primaria Higgins asistían de forma predominante personas blancas. Las clases eran rigurosas, y los compañeros de quinto grado a los que me uní podían ganarme en todas las materias. Para mi sorpresa, no entendía nada de lo que sucedía. No tenía competidor para el último lugar de la clase. Para empeorar las cosas, en verdad estaba convencido de que había estado haciendo un trabajo satisfactorio en Boston.

Estar en el último lugar de la clase ya dolía lo suficiente, pero que los otros muchachos me hicieran bromas y me acosaran me hacía sentir peor. Como hacen todos los chicos, después que nos habíamos presentado a un examen surgía la inevitable conjetura en cuanto a las calificaciones.

Alguien sin falta decía: «¡Sé la calificación que Carson sacó!» «¡Ajá, un gran cero!», respondía otro. «Oye, tonto, ¿piensas que lograste adivinar esta vez?» «Carson adivinó una la vez pasada. ¿Saben por qué? Porque estaba tratando de escribir la respuesta errada».

Sentado tieso en mi pupitre, actuaba como si no los hubiera oído. Quería que pensaran que no me importaba lo que decían, pero no era así. Sus palabras dolían, aunque no me permitía llorar o salir corriendo. A veces, una sonrisa recubría mi cara cuando empezaban las bromas. Con el paso de las semanas, acepté que estaba en el último lugar de la clase porque era allí donde merecía estar.

Simplemente soy tonto. No tenía ninguna duda de esa afirmación, y todos los demás también lo sabían.

Aunque nadie en particular me dijo nada en cuanto a que era negro, pienso que mi pésimo historial reforzaba mi impresión general de que los negros no son tan inteligentes como los blancos. Me encogí de hombros y acepté la realidad... así es como se suponía que las cosas debían ser.

Mirando hacia atrás a todos esos años, casi puedo sentir de nuevo el dolor. La peor experiencia de mi vida escolar tuvo lugar en quinto grado, después de una prueba rápida de matemáticas. Como de costumbre, la señora Williamson, nuestra maestra, hizo que le pasáramos nuestro examen al alumno sentado detrás de nosotros para que lo calificara mientras ella leía las respuestas en voz alta. Después de la calificación, cada prueba regresaba a su dueño. Entonces la maestra nos llamaba por lista, e informábamos en voz alta nuestra calificación.

La prueba tenía treinta problemas. La muchacha que corrigió mi examen era la capitana de los que se burlaban de mí diciéndome que era tonto. La profesora empezó a mencionar nuestros nombres según la lista. Me quedé sentado en ese salón mal ventilado mientras mi mirada viajaba del brillante pizarrón a la pared y luego a las ventanas cubiertas con recortes de papel. El salón olía a tiza y a niños, y yo hundí la cabeza, aterrado de oír mi nombre. Fue algo inevitable. «¿Benjamin?» La señora Williamson esperó que informara mi calificación.

Entre dientes respondí: «¡Nueve!» Ella soltó el lapicero, me sonrió, y dijo con real entusiasmo: «¡Vaya, Benjamin, eso es maravilloso!» (Para mí, una calificación de nueve de treinta respuestas era increíble.)

Antes de que me diera cuenta de lo que estaba sucediendo, la muchacha detrás de mí gritó: «¡No es nueve!» Entonces añadió burlándose: «Él no acertó *ninguna.* No tiene ninguna respuesta correcta». Sus burlas recibieron el eco de las risas y carcajadas de todo el salón.

«¡Basta!», dijo la maestra con voz firme, pero era demasiado tarde. La crueldad de la muchacha me había partido el corazón. Pienso que jamás me había sentido tan solo ni tan tonto en toda mi vida. Ya era lo suficiente malo haber errado casi toda pregunta en cualquier prueba, pero cuando toda la clase —o al menos parecía que todos los que estaban allí— se rió de mí por ser tonto, quise que la «tierra me tragara». Las lágrimas hicieron que los ojos me ardieran, pero me negué a llorar. Moriría antes de dejarles saber que me habían lastimado. En cambio, esbocé una sonrisa que no demostraba que me importaba y clavé los ojos sobre el pupitre… y en el enorme cero en la parte superior de mi examen.

Con facilidad podía haber decidido que la vida era cruel, que ser negro significaba tener todo en mi contra, podía haber seguido ese camino, excepto por dos cosas que sucedieron durante quinto grado y cambiaron mi percepción del mundo entero.

Capítulo cuatro

Dos cosas positivas

«No sé», dije meneando la cabeza. «Quiero decir, no estoy seguro». Una vez más, me sentí tonto desde la coronilla hasta la suela de mis zapatos. El muchacho antes de mí había leído todas las letras de la tabla hasta la línea inferior sin ningún problema. Yo, por el contrario, no podía ver ni siquiera lo suficiente como para leer la línea superior.

«Está bien», dijo la enfermera, y el próximo niño en la línea se paró frente a la tabla para su examen de los ojos. La voz de la enfermera era firme y clara: «Recuerda, trata de leer sin entrecerrar los ojos».

A mediados de año durante el quinto grado, la escuela nos sometió a un examen obligatorio de los ojos.

Cerré un poco los ojos, traté de enfocarme, y a duras penas leí la primera línea.

La escuela me dio gratis unos lentes. Cuando fui para que me los ajustaran, el médico dijo: «Hijo, tu visión es tan mala que casi reúnes los requisitos para que se te califique como inválido».

Es verdad, mis ojos habían empeorado poco a poco y no tenía ni idea de que estaban tan mal. Llevé puestos los nuevos lentes a la escuela al día siguiente. ¡Quedé sorprendido! Por primera vez en realidad podía ver lo que estaba escrito en el pizarrón, y desde la parte de atrás del salón de clases. Usar los lentes fue la primera cosa positiva que me puso en el camino para empezar a subir desde el último lugar de la clase. De inmediato, después que me corrigieron la visión, mis calificaciones mejoraron… no gran cosa, pero por lo menos estaba avanzando en la dirección correcta.

Cuando nos entregaron las libretas de calificaciones a mediados del año, la señora Williamson me llamó aparte. «Benjamin, en general lo estás haciendo mucho mejor». Su sonrisa de aprobación me hizo sentir que podía rendir incluso más. Sabía que quería animarme para que mejorara. Aunque recibí una *D* en matemáticas, eso indicaba que estaba mejorando. Por lo menos no había fallado. Ver esa calificación que me permitía pasar me hizo sentir bien. Pensé: *Saqué una D en matemáticas. Estoy mejorando. Hay esperanza para mí. No soy el muchacho más tonto de la escuela.* Cuando un chico como yo, que había estado en el último lugar de la clase durante la primera mitad del año, de repente avanza con rapidez, aunque sea de una *F* a una *D*, esa experiencia da lugar a la esperanza. Por primera vez desde que entré a la escuela Higgins supe que podía hacerlo mejor que algunos de los compañeros de clase.

Sin embargo, mi madre no estaba dispuesta a permitir que me conformara con un objetivo tan bajo como ese. «Ah, es una mejora, por supuesto», dijo. «Y, Bennie, me siento orgullosa de que hayas sacado una calificación mejor. ¿Por qué no ibas a sacarla? Eres inteligente».

A pesar de mi entusiasmo y mi sentimiento de esperanza, mi madre no estaba feliz. Al ver que mi calificación en matemáticas había mejorado y escuchar lo que la profesora había dicho de mí, empezó a recalcar:

—No puedes conformarte con simplemente pasar raspando. Eres demasiado inteligente para eso. Puedes sacar la calificación más alta de toda la clase de matemáticas.

—Pero, madre, no fracasé —me quejé, pensando que ella no había apreciado cuánto había mejorado mi rendimiento.

—Está bien, Bennie, has empezado a mejorar y lo seguirás haciendo.

—Estoy tratando —dije—. Estoy haciendo mi mayor esfuerzo.

—Pero todavía puedes hacerlo mejor, y yo te ayudaré.

Sus ojos brillaron.

Debí haber sabido que ella ya había empezado a formular un plan. Cuando se trataba de mi madre, no era suficiente con decir: «Hazlo mejor». Ella encontraría una manera de mostrarme cómo. Su plan, puesto en práctica sobre la marcha, resultó ser el segundo factor positivo.

Mi madre no había dicho mucho en cuanto a mis notas hasta que nos entregaron las libretas de calificaciones a mitad de año. Ella había pensado que las notas de la escuela de Boston reflejaban un cierto progreso. Sin embargo, una vez que se dio cuenta de lo mal que me estaba yendo en la Escuela Primaria Higgins, empezó a exigirme cuentas todos los días.

No obstante, nunca preguntó: «¿Por qué no puedes ser como esos muchachos inteligentes?» Tenía demasiado buen sentido para eso. Además, nunca sentí como si quisiera que compitiera con mis compañeros de clase, más bien esperaba que hiciera mi mayor esfuerzo.

—Tengo dos muchachos inteligentes —decía ella—, dos muchachos enormemente inteligentes.

—Estoy haciendo lo mejor que puedo —insistía—. He mejorado en matemáticas.

—Pero rendirás mejor, Bennie —me dijo una noche—. Ahora bien, puesto que has empezado a mejorar en matemáticas, seguirás haciéndolo, y esto es lo que harás. Lo primero es memorizar las tablas de multiplicar.

—¿Las tablas de multiplicar? —me lamenté. No podía imaginarme aprender tanto—. ¿Sabes cuántas hay? ¡Eso puede llevarme todo un año!

Ella se enderezó un poco más.

—Yo solo estudié hasta tercer grado, pero las sé todas hasta la tabla del doce.

—Pero, madre, no puedo…

—Tú puedes, Bennie. Todo lo que tienes que hacer es decidir concentrarte. Trabaja en eso y mañana, cuando regrese del trabajo, las repasamos. ¡Las seguiremos estudiando hasta que las sepas mejor que cualquiera en tu clase!

Protesté un poco más, pero no había nada más que hacer.

—Además —y aquí vino el «tiro de gracia»—, no saldrás a jugar después de clases mañana mientras no hayas aprendido esas tablas.

Yo estaba a punto de echarme a llorar.

—¡Mira todas esos números! —protesté señalando las columnas en la cubierta posterior de mi libro de matemáticas—. ¿Cómo puede alguien aprenderlos todos?

A veces hablar con mi madre era cómo hacerlo con una piedra. Su mentón se mantuvo firme y su voz era severa.

—No saldrás a jugar después de clases mañana mientras no hayas aprendido esas tablas.

Por supuesto, mi madre no estaba en casa cuando salimos de clases, pero ni siquiera se me ocurrió desobedecerla. Ella nos había educado a Curtis y a mí de la forma apropiada, por eso hacíamos lo que nos decía.

Aprendí las tablas de multiplicar. Tan solo las repetí hasta que las tuve grabadas en la mente. Como ella prometió, esa noche las repasó conmigo. Su interés constante y su inagotable estímulo me mantuvieron motivado.

A los pocos días después que las aprendí, las matemáticas se hicieron tan fáciles que mis calificaciones se elevaron. La mayoría de las veces eran tan altas como las de los demás compañeros de clase. Nunca olvidaré cómo me sentí en otro examen de matemáticas cuando le respondí a la señora Williamson: «¡Veinticuatro!»

Prácticamente grité cuando repetí: «¡Tengo veinticuatro correctas!»

Ella me sonrió de tal manera que me hizo saber que se sentía muy complacida al ver mi mejoría. No les dije a los demás compañeros lo que tenía lugar en casa ni cómo me habían ayudado los lentes. No pensaba que a la mayoría de ellos les importara.

Las cosas cambiaron de inmediato y resultó más divertido ir a la escuela. Nadie se reía de mí ni me llamaba el tonto en matemáticas. Sin embargo, mi madre no me permitió detenerme luego de memorizar las tablas de multiplicación. Ella me había demostrado que podía triunfar en una cosa. Así que empezó la siguiente fase de mi programa de mejoramiento para lograr que obtuviera las mejores calificaciones de toda la clase. Aunque el objetivo era bueno, no me gustó su método.

—He decidido que ustedes, muchachos, están viendo mucha televisión —dijo una noche mientras apagaba el aparato en medio de un programa.

—No vemos gran cosa —contesté yo, tratando de señalar que algunos programas eran educativos y que todos los compañeros de clase veían televisión, incluso los más inteligentes.

Como si no hubiera oído media palabra de lo que dije, estableció la ley. No me gustó la regla, pero su determinación de vernos mejorar cambió el curso de mi vida.

—Muchachos, de aquí en adelante no pueden ver más de tres programas de televisión a la semana.

—¿A la semana? —exclamé, pensando de inmediato en todos los maravillosos programas que me perdería.

A pesar de nuestras protestas, sabíamos que cuando ella decía que no podíamos ver televisión de manera ilimitada, lo decía en serio. También confiaba en nosotros, y los dos nos adherimos a la regla de la familia porque éramos a la larga buenos muchachos.

Curtis, aunque un poco más rebelde que yo, había rendido mejor en la escuela. Sin embargo, sus calificaciones no eran lo suficiente buenas como para satisfacer los estándares de mi madre. Noche tras noche mamá hablaba con Curtis y trabajaba con él en su actitud, exhortándole a triunfar, a no darse por vencido en cuanto a sí mismo. Ninguno de nosotros había tenido un modelo ejemplar de éxito, ni siquiera una figura varonil respetable a la cual mirar. Pienso que Curtis, al ser mayor, era un poco más sensible que yo. No obstante, sin que importara cuánto tuviera mi madre que trabajar con él, no se dio por vencida. De alguna manera, por medio de su amor, determinación, estímulo, así como al establecer reglas, Curtis se convirtió en una persona más razonable y empezó a creer en sí mismo.

Mi madre ya había decidido cómo deberíamos pasar nuestro tiempo libre cuando no estábamos viendo televisión. «Muchachos, irán a la biblioteca a leer libros. Por lo menos dos libros por semana. Al final de cada semana, tienen que darme un informe de lo que han leído».

Esa regla sonaba imposible. ¿Dos libros? Yo nunca había leído un libro entero en toda mi vida, excepto los que nos hacían leer en la escuela. No podía pensar que alguien terminara un solo libro en una corta semana.

Con todo, un día o dos más tarde Curtis y yo nos hallamos arrastrando los pies a través de las siete calles desde nuestra casa hasta la biblioteca pública. Rezongamos y nos quejamos mientras hacíamos el recorrido, el cual parecía interminable. Mi madre había hablado y a ninguno de nosotros ni siquiera se nos ocurrió desobedecer. ¿La razón? La respetábamos. Sabíamos que hablaba en serio y nos dábamos cuenta de que era mejor que le hiciéramos caso, pero aun más importante, la amábamos.

«Bennie», decía ella una y otra vez, «si puedes leer, cariño, aprenderás casi cualquier cosa que quieras saber. Las puertas del mundo se abren para los que pueden leer. Y mis muchachos triunfarán en la vida, porque serán los mejores lectores de la escuela».

Al pensar en eso, estoy tan convencido hoy como lo estuve en quinto grado de que mi madre lo decía en serio. Ella creía en Curtis y en mí. ¡Tenía tal fe en nosotros que no nos atrevimos a fracasar! Su inflexible confianza me impulsó a empezar a creer en mí mismo.

Varias de las amigas de mi madre la criticaban por su severidad. Oí que una mujer le preguntó: «¿Qué les estás haciendo a esos muchachos al hacerlos estudiar todo el tiempo? Te detestarán».

«Ellos pueden detestarme», contestó cortando la crítica de la mujer, «¡pero recibirán una buena educación de todas maneras!»

Por supuesto, nunca la detesté. No me gustaba la presión, pero ella se las arreglaba para que me diera cuenta de que este arduo trabajo era por mi propio bien. Casi a diario me decía: «Bennie, puedes hacer cualquier cosa que te propongas». Puesto que siempre me gustaron los animales, la naturaleza y la ciencia, en la biblioteca escogía libros sobre esos temas. Y aunque fui un estudiante mediocre en las materias académicas tradicionales, sobresalí en ciencias en quinto grado.

El maestro de esa asignatura, el señor Jaeck, se percató de mi interés y me estimuló dándome proyectos especiales, tales como ayudar a otros compañeros a identificar piedras, animales o peces. Yo tenía la habilidad de estudiar las marcas de un pescado, por ejemplo, y a partir de las mismas identificar a esa especie. Nadie en la clase tenía esa agudeza, así que tuve mi posibilidad de relucir.

Al principio, iba a la biblioteca y escogía libros sobre animales y otros temas de la naturaleza. Me convertí en el experto de quinto grado sobre cualquier cosa de naturaleza científica. Para finales de año, podía recoger casi cualquier piedra junto a los rieles e identificarla. Leí tantos libros sobre los peces y la vida acuática que empecé a buscar insectos en los arroyos. El señor Jaeck tenía un microscopio, y me encantaba llevar muestras de agua para examinar los varios protozoos bajo los lentes de aumento.

Poco a poco llegué a darme cuenta de que estaba rindiendo mejor en todas las materias escolares. Empecé a esperar con anhelo mis idas a la biblioteca. El personal de allí llegó a conocernos a Curtis y a mí, así que nos sugerían nuevas lecturas. Nos informaban de los nuevos libros que llegaban. Prosperé en este nuevo estilo de vida, y pronto mis intereses se ampliaron para incluir libros sobre aventuras y descubrimientos científicos.

A leer tanto, mi vocabulario mejoró de modo automático junto con mi comprensión. Pronto llegué a ser el mejor estudiante en matemáticas cuando teníamos problemas escritos que involucraban las palabras.

Hasta las últimas semanas de quinto grado, aparte de las pruebas de matemáticas, nuestras pruebas semanales de deletreo eran para mí la peor parte de la escuela. Por lo general, perdía en la primera palabra. Sin embargo, ahora, treinta años más tarde, todavía recuerdo la palabra que en realidad despertó mi interés por aprender a deletrear.

La última semana de quinto grado tuvimos una gran competencia de deletreo en la que la señora Williamson nos hizo recorrer toda palabra que se suponía debíamos haber aprendido a deletrear ese año. Como todos lo esperaban, Bobby Farmer ganó aquella competencia. No obstante, para mi sorpresa, la palabra final que deletreó correctamente para ganar fue agricultura. *Yo puedo deletrear esa palabra,* pensé con entusiasmo. La había aprendido justo el día anterior en el libro de la biblioteca. Cuando el ganador se sentó, una emoción me recorrió, un anhelo de triunfar, más poderoso que nunca antes. «Yo puedo deletrear agricultura», dije para mis adentros, «y apuesto a que puedo aprender a deletrear casi cualquier palabra del mundo. Apuesto a que puedo aprender a deletrear mejor que Bobby».

Aprender a hacerlo mejor que Bobby Farmer en realidad se me presentó como un reto. Resultaba evidente que Bobby era el muchacho más inteligente de quinto grado. Otro chico, Steve Kormos, se había ganado la reputación de ser el muchacho más inteligente antes de que Bobby Farmer llegara. Bobby Farmer me había impresionado durante una clase de historia porque la profesora mencionó el lino y ninguno de nosotros sabía de qué estaba hablando.

Entonces Bobby, todavía nuevo en la escuela, levantó la mano y nos explicó al resto lo que era, cómo y dónde crecía, y de qué manera las mujeres hilaban las fibras. Al escucharle, pensé: *Por cierto, Bobby sabe mucho en cuanto al lino. Es en realidad inteligente.* De repente, sentado allí en ese salón de clases con el sol de primavera filtrándose por las ventanas, un nuevo pensamiento relampagueó en mi mente. *Puedo aprender sobre el lino o cualquier tema a través de la lectura. Es como mi madre dice: Si uno puede leer, puede aprender casi cualquier cosa.* Seguí leyendo durante todas las vacaciones, y para cuando empecé el sexto grado, había aprendido a deletrear muchas palabras sin una memorización consciente. En sexto grado, Bobby todavía era el muchacho más inteligente de la clase, pero empecé a alcanzarlo.

Después que empecé a avanzar en la escuela, el deseo de ser inteligente se hizo cada vez más fuerte. Un día pensé: *Debe ser muy divertido que todos sepan que uno es el muchacho más inteligente de la clase.* Ese día decidí que la única manera de saber con certeza cómo uno se sentiría era llegando a ser el más inteligente.

Al continuar leyendo, mi deletreo, mi vocabulario y mi comprensión mejoraron, y mis clases se volvieron mucho más interesantes. Mejoré tanto que cuando comencé el séptimo grado en la Secundaria Básica Wilson estaba a la cabeza de la clase.

No obstante, llegar a ser el primero de la clase no era mi objetivo real. Para ese entonces, tal cosa no bastaba para mí. Allí es donde la constante influencia de mi madre produjo su efecto. No trabajé duro para competir o ser mejor que los demás muchachos, sino porque quería ser lo mejor que pudiera... por mí.

La mayoría de los compañeros que habían estado en la escuela conmigo en quinto y sexto grado también pasaron a Wilson. Sin embargo, nuestra relación personal había cambiado muchísimo durante esos dos años. Los mismos muchachos que en un tiempo me hacían bromas por ser tonto empezaron a acercarse y preguntarme: «Oye, Bennie, ¿cómo resuelves este problema?»

Por supuesto, sonreía cuando les daba la respuesta. Ahora me respetaban porque me había ganado su respeto. Era divertido sacar buenas calificaciones, aprender más, saber más de lo que en realidad se exigía.

Aunque en la Secundaria Básica Wilson predominaban los estudiantes blancos, tanto Curtis como yo nos convertimos allí en alumnos sobresalientes. Fue en Wilson que me destaqué entre los muchachos blancos. Aunque no fue algo consciente de mi parte, me gusta mirar hacia atrás y pensar que mi crecimiento intelectual me ayudó a borrar la idea estereotipada de que los negros son en su aspecto intelectual inferiores.

Una vez más, le agradezco a mi madre por mi actitud. En todos mis años de crecimiento, nunca recuerdo haberle oído decir cosas como: «La gente blanca es simplemente...» Esta mujer sin mayor educación, que se casó a los trece años, había sido tan inteligente como para comprender las cosas por su cuenta y reiterarnos a Curtis y a mí que las personas son personas. Ella nunca cedió ante el prejuicio racial ni nos permitió hacerlo.

A pesar de que Curtis y yo nos encontramos con ese tipo de prejuicio, no nos dejamos atrapar por el mismo, en especial en esos días a principios de la década de 1960.

Tres incidentes en los que experimentamos un prejuicio racial directo contra nosotros sobresalen en mi memoria. Primero, cuando empecé a asistir a la Secundaria Básica Wilson, Curtis y yo a menudo nos trepábamos a un tren para ir al colegio. Nos divertía hacerlo porque los rieles corrían paralelos a la ruta del colegio. Aunque sabíamos que se suponía que no debíamos hacerlo, aplacaba mi conciencia decidiendo subirme solo a los trenes más lentos.

Mi hermano se trepaba a los trenes más rápidos, los cuales tenían que reducir la velocidad en el cruce. Envidiaba a Curtis al verlo en acción. Cuando los trenes más rápidos venían, justo al pasar el cruce, él lanzaba su clarinete a uno de los vagones plataformas delanteros del tren. Luego esperaba y se trepaba al último vagón plataforma. Si no lograba subirse y llegar al frente, sabía que perdería su clarinete. Curtis nunca lo perdió.

Habíamos escogido una aventura peligrosa, así que cada vez que saltábamos a un tren el entusiasmo me recorría el cuerpo. No solo teníamos que saltar, agarrarnos del pasamanos del vagón y sostenernos, sino que teníamos que asegurarnos de que los empleados de seguridad del ferrocarril no nos atraparan. Ellos vigilaban para que los muchachos y los vagabundos nos se treparan a los trenes en los cruces. Jamás nos agarraron.

Dejamos de treparnos a los trenes por una razón muy diferente. Un día, cuando Curtis no estaba conmigo, mientras corría junto a los rieles un grupo de muchachos mayores, todos blancos, vinieron marchando hacia mí con la rabia escrita en sus caras. Uno de ellos llevaba un gran palo.

—¡Oye, tú, negro!

Me detuve y me quedé mirándolos asustado y en silencio. Siempre he sido muy flaco, por lo que debí parecerles muy indefenso... y lo estaba. El muchacho con el palo me dio un garrotazo en el hombro. Retrocedí sin estar seguro de lo que sucedería después. Los demás muchachos se pararon frente a mí y me soltaron toda palabrota e insulto que pudieron pensar. Mi corazón palpitaba en mis oídos y el sudor me corría por los costados. Miré hacia abajo a mis pies, demasiado asustado para responder, demasiado asustado para salir corriendo.

—Tú sabes que ustedes, los muchachos negros, no deben asistir a la Secundaria Básica Wilson. Si te volvemos a atrapar, te mataremos —sus ojos pálidos estaban fríos como la muerte—. ¿Entiendes eso?

—Creo que sí —dije en voz baja.

Mi mirada nunca se apartó del suelo.

—Te pregunté si me entendiste, negro —insistió el muchacho grande.

El temor hizo que me atragantara. Traté de hablar más fuerte.

—Sí.

—Entonces lárgate de aquí a toda carrera. Y será mejor que estés pendiente de nosotros. ¡La próxima vez te matamos!

Entonces corrí lo más rápido que pude y no me detuve hasta que llegué al patio del colegio. Dejé de usar esa ruta y tomaba otro camino. Desde entonces, jamás me volví a trepar a otro tren, y nunca más volví a ver a aquella pandilla.

Estando seguro de que mi madre nos hubiera sacado de ese colegio al instante, nunca le conté el incidente.

Un segundo episodio, más serio, ocurrió cuando estaba en segundo año de secundaria. Al final de cada año escolar el director y los profesores entregaban certificados a los estudiantes que habían tenido el rendimiento académico más alto en séptimo, octavo y noveno grado respectivamente. Yo gané el certificado de séptimo grado, y ese mismo año Curtis ganó el de noveno. Para finales de octavo grado, la gente había llegado a aceptar de buena gana el hecho de que era un chico inteligente. Así que al año siguiente, gané el certificado de nuevo. Y en una reunión donde estaba presente todo el colegio, una de las maestras me entregó el diploma. Después de hacerlo, se quedó frente a todo el estudiantado y miró al auditorio: «Tengo unas pocas palabras que decir ahora mismo», empezó con su voz desusadamente atiplada. Entonces, para vergüenza mía, ella criticó a los muchachos blancos porque habían permitido que fuera yo el número uno. «Ustedes no están esforzándose lo suficiente», les dijo.

Aunque no lo dijo de forma explícita, les hizo saber que un negro no debería ser el número uno en una clase en donde todos los demás eran blancos.

Mientras la profesora continuaba regañando a los demás estudiantes, varias cosas me vinieron a la mente. Por supuesto, me dolió. Había trabajado duro para estar a la cabeza de la clase, tal vez más que cualquier otro en el colegio, y ella estaba denigrándome porque no era del mismo color. Por un lado, pensé: *¡Qué tonta es esta mujer!* Luego, una feroz determinación me inundó por dentro. *¡Se lo demostraré y a todos los demás también!*

No podía entender por qué esta mujer dijo aquello. Había sido mi maestra en varias clases y parecía que le caía bien. Seguro sabía que me había ganado esas calificaciones y merecía el certificado de rendimiento. ¿Por qué dijo todas esas cosas crueles? ¿Era tan ignorante que no se daba cuenta de que las personas son tan solo personas? ¿Que su piel o su raza no es lo que les hace más inteligentes o más tontos? También se me ocurrió que, dadas las situaciones suficientes, habría casos en que las minorías son más inteligentes. ¿No podía ella darse cuenta de eso?

A pesar de que me dolió y hervía de cólera, no dije nada. Me senté en silencio mientras ella despotricaba. Varios de los muchachos blancos me lanzaban una mirada de vez en cuando, haciendo girar sus ojos para darme a entender su disgusto. Percibí que estaban tratando de decirme: «¡Qué tonta es ella!»

Algunos de esos mismos muchachos que tres años antes me habían hostigado se habían convertido en mis amigos. Se sentían avergonzados, y podía leer el resentimiento en varias caras.

No le conté a mi madre lo que hizo aquella profesora. No pensé que sirviera de nada, pues solo hubiera lastimado sus sentimientos.

El tercer incidente que sobresale en mi memoria gira alrededor del equipo de fútbol americano. En mi barrio teníamos una liga deportiva. Cuando estaba en el primer año de secundaria, jugar fútbol americano era una cosa grande en el atletismo.

Naturalmente, Curtis y yo queríamos participar. Ninguno de nosotros los Carson éramos grandes para empezar. En verdad, comparados con otros jugadores, parecíamos muy chicos. No obstante, teníamos una ventaja: éramos veloces, tan veloces que podíamos ganarle a cualquiera en la cancha. Debido a que los hermanos Carson hacían tan buenas jugadas, nuestro desempeño al parecer fastidió a unos pocos blancos.

Una tarde, cuando Curtis y yo salíamos de la cancha después de la práctica, un grupo de blancos, algunos de ellos de más de treinta años, nos rodearon. Su cólera amenazadora se evidenciaba con claridad antes de que dijeran una sola palabra. No estoy seguro de si eran parte de la pandilla que me había amenazado en el cruce del ferrocarril. Solo sabía que estaba asustado.

Entonces un hombre dio un paso al frente. «Si ustedes vuelven, los echaremos al río», dijo. Luego se dieron la vuelta y se alejaron.

¿Cumplirían su amenaza? Curtis y yo no nos preocupamos tanto por eso como por el hecho de que no nos quisieran en la liga.

Mientras caminábamos a casa, le dije a mi hermano: «¿Quién quiere jugar fútbol cuando los propios fanáticos están en contra de uno?»

«Pienso que podemos hallar cosas mejores que hacer con nuestro tiempo», me respondió.

Nunca le dijimos nada a nadie en cuanto a abandonar el deporte, pero tampoco volvimos a la práctica. Nadie en el barrio jamás nos preguntó por qué. A mi madre le dije: «Hemos decidido no jugar fútbol», y Curtis indicó algo acerca de estudiar más.

Habíamos decidido no decirle nada a mi madre acerca de la amenaza. Sabíamos que si se lo decíamos, se hubiera preocupado muchísimo por nosotros. Como adulto, mirando hacia atrás, pienso que hay algo irónico con relación a nuestra familia. Cuando éramos más pequeños, a través de su silencio mi madre nos había protegido de la verdad sobre papá y los problemas emocionales que ella atravesaba. Ahora era nuestro turno de protegerla para que no se preocupara. Y nosotros escogimos el mismo método.

Capítulo cinco

El gran problema de un muchacho

¿**S**abes lo que los indios hicieron con las ropas gastadas del general Custer? —preguntó el líder de la pandilla.

—¡Dinos! —dijo uno de sus compinches con un interés exagerado.

—¡Las guardaron y ahora nuestro hombre, Carson, se las pone!

—Por cierto que así parece — asintió otro muchacho con vigor.

Podía sentir la sangre subirme por el cuello y las mejillas. Los muchachos la habían emprendido de nuevo.

—Acércate lo suficiente, y lo creerás —se rió el primero—, ¡porque apestan como si tuvieran cien años!

Siendo nuevo en el octavo grado de la Secundaria Básica Hunter, hallé que lo que llamaban «sacar de quicio» era una experiencia bochornosa y dolorosa. La expresión se usaba como un modismo vulgar y significaba exasperar a una persona, llevándola hasta el límite. La idea era hacer el comentario más sarcástico posible y decirlo como una afrenta rápida para lograr que resultara cómico. La burla siempre se profería de forma tal que la víctima pudiera escucharla, y los mejores candidatos eran los muchachos con ropa algo fuera de moda. Los más expertos en el asunto esperaban hasta que se reuniera un grupo alrededor. Entonces competían para ver quién podía decir las cosas más divertidas e insultantes.

Yo era su blanco especial. Por un lado, la ropa no significaba gran cosa para mí en ese entonces, ni tampoco lo significa hoy. Excepto por un breve período en mi vida, nunca me he preocupado gran cosa en cuanto a lo que me pongo, pues como mi madre siempre decía: «Bennie, lo que está adentro es lo que más cuenta. Cualquiera puede vestirse bien por fuera y estar muerto por dentro».

Detesté dejar la Secundaria Básica Wilson a mitad del octavo grado, pero me entusiasmaba mudarme de regreso a nuestro antiguo hogar. Me decía a mí mismo: «¡Estamos volviendo a casa!» Eso era lo más importante de todo.

Debido a la frugalidad de mi madre, nuestra situación financiera había mejorado poco a poco. Ella por fin pudo reunir suficiente dinero y nos mudamos de regreso a la casa donde vivíamos antes de que mis padres se divorciaran.

A pesar de la pequeñez de la casa, era nuestro hogar. Hoy la veo de una manera más realista… más parecida a una caja de fósforos. No obstante, para nosotros tres, la casa nos parecía una mansión en aquel entonces, un lugar en verdad fabuloso. Sin embargo, la mudanza significaba cambiar de colegios. En tanto que Curtis fue a cursar el bachillerato en Southwestern, yo me matriculé en la Secundaria Básica Wilson, un colegio predominantemente negro, con alrededor del treinta por ciento de estudiantes blancos.

Los compañeros de clase de inmediato me reconocieron como un chico inteligente. Aunque no estaba a la cabeza, solo uno o dos me ganaban en calificaciones. Me había acostumbrado al éxito académico, me encantaba, y decidí mantenerme a la vanguardia. No obstante, en ese momento sentí una nueva presión, una a la que nunca antes había estado sujeto. Además de ser blanco de las burlas, enfrentaba la constante tentación a convertirme en uno de esos muchachos. Nunca antes había participado en este tipo de cosas para que me aceptaran. En otras escuelas, los chicos me consideraban por mis calificaciones inmejorables, pero en la Secundaria Básica Hunter el rendimiento académico apareció un poco más adelante.

Ser aceptado en el grupo quería decir ponerse la ropa apropiada, ir a los lugares donde los muchachos pasaban el tiempo y jugar baloncesto. Incluso más importante, para ser parte del grupo, los chicos tenían que aprender a sacar de quicio a otros.

No podía pedirle a mi madre que me comprara la clase de ropa que me colocaría en el nivel de aceptación social de ellos. Aunque tal vez no haya entendido lo duro que trabajaba mi madre, sabía que estaba tratando de no tener que recurrir a la beneficencia pública. Para cuando llegué a noveno grado, mamá había avanzado tanto que no recibía nada excepto cupones de alimentos. Ella no podía haber provisto para nosotros y mantener la casa sin ese subsidio.

Debido a que quería hacer lo mejor que podía por Curtis y por mí, se privaba de muchas cosas. Sus ropas eran limpias y respetables, pero no estaban a la moda. Por supuesto, siendo un chiquillo, nunca lo noté, y ella nunca se quejó.

Durante las primeras semanas no dije nada cuando los chicos me molestaban. Mi falta de respuesta solo los animó a hacerlo más, así que se ensañaban sin misericordia. Me sentía horrible, excluido, y dolido porque no encajaba. Caminando solo hasta la casa, me preguntaba: *¿Qué anda mal en mí? ¿Por qué no puedo encajar? ¿Por qué tengo que ser diferente?* Me consolaba diciendo: «Son solo una manada de bufones. Si así es como logran divertirse, que sigan haciéndolo, pero no seguiré su juego ridículo. Triunfaré, y un día se los demostraré a todos».

A pesar de mis palabras defensivas, de todas formas me sentía excluido y rechazado. Y como la mayoría de las personas, quería pertenecer al grupo, pues no me gustaba ser un extraño. Por desdicha, después de un tiempo tal actitud me persiguió tanto que a la larga la «enfermedad» se me contagió también. Entonces me dije: «De acuerdo, si ustedes quieren molestar, les mostraré cómo hacerlo».

Al día siguiente esperé hasta que los insultos empezaran. Y así fue. Un compañero de noveno grado me dijo:

—Viejo, esa camisa que llevas ha estado en la Primera Guerra Mundial, la Segunda Guerra Mundial, la Tercera Guerra Mundial y la Cuarta Guerra Mundial.

—En efecto —le contesté—, y tu mamá la llevaba puesta.

Todo el mundo se rió.

Me clavó la mirada casi sin creer lo que le había dicho.

Luego se empezó a reír también. Me dio una palmada en la espalda.

—Vamos, hombre, eso está muy bien.

Mi autoestima subió allí mismo. Pronto les ganaba a los más sarcásticos de todo el colegio. Me sentía muy bien porque me reconocían por mi «lengua afilada».

De ahí en adelante, cuando alguien se burlaba de mí, utilizaba el mismo método y le devolvía el insulto en su cara, lo cual era la idea del juego. En pocas semanas el grupo dejó de atormentarme. No se atrevían a lanzarme ningún sarcasmo directo porque sabían que les contestaría con algo mejor.

En ocasiones, algunos compañeros me esquivaban cuando me veían venir. No les permitía que se escaparan. «¡Oye, Miller! ¡Yo también escondería mi cara si fuera tan fea!»

¿Un comentario cruel? Con certeza, pero me consolaba a mí mismo diciendo: «Todo el mundo lo hace. Superarlos en cuanto a las burlas es la única manera de sobrevivir». O a veces indicaba: «Él sabe que en realidad no lo digo en serio».

No me llevó mucho tiempo olvidarme de cómo alguien se sentía al ser objeto de los comentarios mordaces. El hecho de haberme apropiado del juego resolvió un gran problema para mí. Por desgracia, no solucionó el asunto de la ropa.

Aparte de marginarme por mi vestuario, los chicos me llamaban pobre a cada momento. Y según su manera de pensar, si uno es pobre, no sirve para nada. De forma extraña, ninguno de los estudiantes era acomodado, así que no tenían derecho a hablar de ningún otro. Sin embargo, siendo un adolescente, no lo razoné así. Sentía el estigma de ser pobre de un modo más agudo porque no tenía un padre. La mayoría de los muchachos que conocía tenían padre y madre, y eso me hacía pensar que les iba mejor.

En noveno grado, una tarea me hizo avergonzar más que cualquier otra. Como he dicho, recibíamos cupones de alimentos, sin los cuales no podíamos haber sobrevivido. En ocasiones, mi madre me enviaba a la tienda a comprar pan o leche con ellos. Detestaba ir, pues temía que algunos de mis amigos vieran lo que estaba haciendo. Si alguien que conocía se acercaba a la cajera, fingía que había olvidado algo y me escabullía por uno de los pasillos hasta que se fuera. Esperando hasta que nadie más estuviera en la fila, corría hacia la caja con los artículos que tenía que comprar.

Podía aceptar el hecho de ser pobre, pero era mejor morir mil veces antes de que otros muchachos lo supieran. Si hubiera pensado con un poco más de lógica con relación a los cupones de alimentos, me hubiera dado cuenta de que un buen número de las familias de mis amigos también los usaban. Sin embargo, cada vez que salía de casa con estos cupones quemándome en el bolsillo, me preocupaba de que pudieran verme o alguien oyera que estaba usándolos y empezaran a hablar de mí. Hasta donde yo sé, nadie jamás lo hizo.

El noveno grado se destaca como un tiempo crucial en mi vida. Siendo un estudiante con calificaciones sobresalientes, podía compararme intelectualmente con los mejores. Es más, podía relacionarme tanto con los mejores como con los peores compañeros de clase. Era un tiempo de transición. Estaba dejando atrás la niñez y empezando a pensar en serio en cuanto al futuro, en especial acerca de mi deseo de ser médico.

Sin embargo, para cuando llegué al décimo grado, la presión del grupo a fin de que fuera igual a ellos había influido demasiado en mí. La ropa era mi mayor problema.

—No puedo ponerme este pantalón —le decía a mi madre—. Todos se reirán de mí.

—Solo los necios se ríen de lo que llevas puesto, Bennie —decía ella—. No es lo que vistes lo que es importante.

—Pero, madre —le rogaba—, todo el mundo que conozco tiene mejores ropas que yo.

—Tal vez sea así —me decía con paciencia—. Conozco a muchos que se visten mejor que yo, pero eso no los hace mejores.

Casi todo los días suplicaba y presionaba a mi madre, insistiendo en que debía tener las ropas apropiadas. Yo sabía con exactitud lo que quería decir con ropa apropiada: camisas de punto italianas con pecheras de gamuza, pantalones y calcetines de seda, zapatos de piel de cocodrilo, sombreros con cintillo, chaquetas de cuero y abrigos de gamuza. Hablaba de esas ropas a cada rato, y parecía que no podía pensar en nada más. Tenía que conseguir esa ropa. Tenía que pertenecer al grupo.

Mi madre se sentía desilusionada de mí y yo lo sabía, pero en todo lo que podía pensar era en mi pobre ropero y mi necesidad de aceptación. En lugar de ir directamente a casa después de clases y hacer mis tareas, jugaba baloncesto. A veces me quedaba hasta las diez de la noche, en ocasiones hasta las once. Cuando llegaba a casa sabía lo que me esperaba, así que me preparaba para aguantarlo.

—Bennie, ¿no puedes ver lo que te estás haciendo a ti mismo? No solo estás desilusionándome. Arruinarás tu vida al quedarte fuera a todas horas y desear únicamente tener ropas elegantes.

—Yo no estoy arruinando mi vida —le insistía, pues no quería escuchar. No podía escuchar nada debido a que mi mente inmadura permanecía concentrada en ser como todos los demás.

—He estado orgullosa de ti, Bennie —decía—. Has trabajado duro. No pierdas todo eso ahora.

—Seguiré haciéndolo todo bien —le respondía cortante—. Saldré bien. ¿No te he estado trayendo buenas calificaciones?

Ella no podía discutir conmigo en cuanto a eso, pero yo sabía que se preocupaba.

—Está bien, hijo —dijo al fin.

Luego, después de semanas de rogarle que me comprara ropas nuevas, mi madre pronunció las palabras que quería oír:

—Trataré de conseguirte algunas de esas ropas elegantes. Si eso es lo que te va a ser feliz, las tendrás.

—Me harán feliz —contesté—. Lo harán.

Me cuesta creer lo insensible que fui entonces. Sin pensar en sus necesidades, dejé que mi madre se privara de muchas cosas a fin de comprarme las ropas que me ayudarían a vestir como todos los del grupo. No obstante, nunca tuve suficiente.

Ahora me doy cuenta de que, sin importar cuántas camisas italianas, chaquetas de cuero o zapatos de piel cocodrilo ella comprara, jamás me habrían bastado. Mis calificaciones cayeron. Pasé de estar a la cabeza de la clase a ser un estudiante promedio. Incluso peor, alcanzar solo calificaciones promedio no me fastidiaba, pues era parte del grupo. Pasaba el tiempo con los chicos más populares. Me invitaban a sus fiestas y ensayos de música. Y me divertía... estaba teniendo más diversión que nunca en mi vida, ya que era uno de los muchachos.

Sin embargo, simplemente no era feliz.

Me había descarriado de los valores importantes y básicos de mi vida. Para explicar esta afirmación, tengo que volver a mi madre de nuevo y contarles acerca de una visita de Mary Thomas.

■ ■ ■

Cuando mi madre estuvo en el hospital para tenerme a mí, tuvo su primer contacto con los adventistas del séptimo día. Mary Thomas estaba de visita en el hospital y empezó a hablarle de Jesucristo. Mi madre escuchó con cortesía, pero sentía muy poco interés por lo que ella tenía que decir.

Más tarde, como ya mencioné, mi madre quedó tan herida emocionalmente que solicitó por su cuenta que la admitieran en un hospital psiquiátrico. En cierto momento consideró de veras suicidarse al guardar la dosis diaria de pastillas y tomárselas todas de una vez. Entonces, una tarde, una mujer visitó a mi madre en el hospital. Mamá había visto a dicha mujer una vez antes... era Mary Thomas.

Esta persona callada, pero fervorosa, empezó a hablarle de Dios. Eso en sí mismo no era nada nuevo. Desde que era una niña en Tennessee mi madre había oído acerca de Dios. Sin embargo, Mary Thomas abordaba la religión de una forma diferente. Ella no trató de imponerle nada a mi madre o le dijo lo pecadora que era. Más bien, tan solo expresaba sus propias creencias y se detenía de vez en cuando para leer algunos versículos bíblicos que explicaban la base de su fe.

Más importante que su enseñanza fue el hecho de que Mary se interesó de verdad por mi madre. Y justo cuando necesitaba a alguien que lo hiciera.

Incluso antes de su divorcio, mi madre era una mujer desesperada con dos hijos pequeños y ni la menor idea de cómo cuidarlos si las cosas no resultaban bien. Muchos que pensaban que no era una persona convencional la marginaron. Entonces llegó Mary Thomas con lo que parecía ser un único rayo de esperanza. «Hay otra fuente de esperanza, Sonya», le dijo la visitante, «y esta fortaleza puede ser tuya».

Esas fueron exactamente las palabras que necesitaba como una fuerza estabilizadora en su vida. Mi madre por fin entendió que no estaba sola en el mundo.

Durante algunas semanas, Mary le habló sobre las enseñanzas de su iglesia, y mi madre poco a poco llegó a creer en un Dios amoroso que expresa su amor a través de su Hijo Jesucristo.

Día tras día, Mary Thomas hablaba con mi madre pacientemente. Respondía a sus preguntas y escuchaba cualquier cosa que tenía que decir.

La educación de tercer grado de primaria de mi madre le impedía leer la mayoría de los pasajes bíblicos, pero su visitante no se dio por vencida. Persistió leyéndole todo en voz alta. Y debido a la influencia de esa mujer, mi madre empezó a estudiar y leer por sí misma.

Ahora bien, aunque mamá a duras penas podía leer, una vez que decidió aprender, se obligó a sí misma a hacerlo bien mediante horas de práctica. Mi madre empezó a leer la Biblia, a menudo en voz alta y sin entender, pero persistió. Se trataba de su determinación puesta en práctica. A la larga, pudo leer cosas más sofisticadas.

La tía Jean y el tío William, que nos habían alojado después del divorcio de mis padres, se habían convertido en adventistas en Boston. Con su estímulo, no pasó mucho tiempo para que mi madre se fortaleciera en sus creencias. Nunca dada a hacer algo a medias, de inmediato se volvió activa y ha continuado siendo una miembro devota de la iglesia. Es más, desde el momento de su propia conversión, empezó a llevarnos a la iglesia a Curtis y a mí. La denominación adventista es el único hogar espiritual que he conocido.

Cuando tuve doce años y fui más maduro, me di cuenta de que aunque había experimentado un toque emocional a los ocho años y me había bautizado, no había entendido con exactitud lo que quería decir ser creyente.

Para la fecha en que cumplí doce años nos habíamos mudado y estábamos asistiendo a la Iglesia Adventista del Séptimo Día Sharon en Inkster. Después de días de pensar en el asunto, hablé con el pastor Smith.

—Aunque he sido bautizado —le dije—, en realidad no he captado el significado de lo que hice.

—¿Lo entiendes ahora?

—Ah, sí, ya tengo doce años —señalé—, y creo en Jesucristo. Después de todo, Jesús tenía doce años cuando sus padres lo llevaron al templo de Jerusalén. Así que me gustaría ser bautizado de nuevo, porque entiendo que ahora estoy listo.

El pastor Smith escuchó con simpatía, y sin tener problemas para satisfacer mi petición, me volvió a bautizar. Sin embargo, mirando hacia atrás, no estoy seguro de cuándo me volví a Dios en realidad. Tal vez sucedió de un modo tan gradual que no me di cuenta de la progresión. Lo que sí sé es que cuando tuve catorce años, por fin entendí cómo Dios puede cambiarnos. Fue a esa edad que enfrenté el problema personal más severo de mi vida, que por poco me arruina para siempre.

Capítulo seis

Un genio terrible

–¡Por cierto que fue una soberana tontería decir eso! —me recriminó Jerry mientras caminábamos por el corredor juntos después de la clase de inglés.

Había compañeros por todos lados, y su voz se elevó por encima del ruido.

—A lo mejor —dije encogiéndome de hombros.

Mi respuesta errada en la clase de inglés del séptimo grado ya había sido lo suficiente bochornosa. No quería que me lo recordara.

—¿A lo mejor? —la risa de Jerry era estridente—. ¡Escucha, Carson, esa es una de las cosas más tontas que he escuchado en todo el año!

—Tú también dices algunas cosas así —le respondí mirándolo. Él era más alto y fornido, y ni siquiera uno de mis mejores amigos.

—¡Ah, ¿sí?

—Así es. Apenas la semana pasada tú…

Las palabras iban y venían, con mi voz permaneciendo en calma mientras que la de él se hacía cada vez más estridente y fuerte. Al final, me volví hacia mi casillero. Simplemente lo ignoré, pensando que tal vez así se callaría y se iría.

Mis dedos hicieron girar la perilla del candado con combinación. Entonces, justo cuando levantaba el candado, Jerry me dio un empujón. Di un traspié… y mi genio afloró. Me olvidé de los casi diez kilos de músculo que él tenía más que yo. No vi a los compañeros ni a los maestros que andaban por el corredor. Lancé el puñetazo con el candado en la mano. El golpe se estrelló en su frente y él gimió retrocediendo. Su sangre brotaba por una cortada de unos diez centímetros.

Aturdido, Jerry se llevó la mano a la frente con cuidado. Sintió la sangre pegajosa y lentamente bajó su mano hasta quedar ante sus ojos. Lanzó un grito.

Por supuesto, el director me llamó. Para entonces ya me había calmado y pedía disculpas una y otra vez. «Fue casi un accidente», le dije. «Nunca lo habría golpeado si hubiera recordado que tenía el candado en la mano». Lo decía en serio. Estaba avergonzado. Los creyentes no pierden sus estribos de esa manera. Le pedí disculpas a Jerry y el incidente quedó concluido.

¿Y mi mal genio? Me olvidé de ello. No era del tipo de individuo que le abre la cabeza a un muchacho a propósito.

Algunas semanas más tarde, mi madre llevó a casa un nuevo pantalón para mí. Le eche un vistazo y sacudí la cabeza.

—Ni en sueños, madre. No pienso ponérmelos. Son del tipo equivocado.

—¿Qué quieres decir con eso de "tipo equivocado"? —respondió ella. Aunque estaba cansada, su voz era firme—. Necesitas un nuevo pantalón. ¡Así que póntelo y ya!

—No —le grité—. No me pondré algo tan horroroso.

—No puedo devolverlo —señaló ella doblando el pantalón sobre el espaldar de la silla de plástico de la cocina. Su voz era paciente—. Estaban en oferta.

—No me importa —me di la vuelta para hacerle frente—. Lo detesto, y no me lo pondría ni muerto.

—Pagué mucho por este pantalón.

—No es lo que yo quiero.

—Escucha, Bennie, no siempre conseguimos lo que queremos en la vida —dijo mi madre dando un paso hacia adelante.

El calor me recorrió el cuerpo y la cara se me enrojeció. Mis músculos se pusieron tensos.

—¡Yo sí! —grité—. Solo espera y verás. Yo lo lograré. Yo…

Mi brazo derecho retrocedió y mi mano se lanzó hacia adelante. Curtis saltó sobre mí desde atrás alejándome a empujones de mi madre y sujetando mis brazos a mis costados.

El hecho de que por poco golpeara a mi madre debería haber causado que me diera cuenta de que mi mal genio se había convertido en algo mortal. Tal vez lo sabía, pero no quería admitir la verdad. Poseía lo que solo se podría rotular como un mal genio patológico, una enfermedad… y esta enfermedad me controlaba, me hacía un completo irracional.

Era buen muchacho. Por lo general, se necesitaba mucho para hacerme enfadar. Sin embargo, una vez que llegaba al «punto de ebullición», perdía todo control. Sin pensar, cuando la cólera surgía, empuñaba el ladrillo, la piedra o el palo más cercano para descargarlo sobre alguien. Era como si no tuviera voluntad consciente en el asunto.

Los amigos que no me conocieron de muchacho piensan que exagero cuando digo que tenía mal genio. No obstante, no es así, y para decir las cosas tal cual fueron, he aquí otras dos de mis enloquecidas experiencias.

No puedo recordar por qué empezó la pelea esa vez, pero un muchacho del barrio me golpeó con una piedra. No me dolió, pero una vez más, debido a ese tipo irracional de cólera, corrí a un lado de la calle, empuñé una piedra grande, y se la lancé a la cara. Rara vez yerro cuando lanzó algo. La piedra le rompió los lentes y la nariz.

En otra ocasión, mientras estaba en noveno grado, sucedió lo inconcebible. Perdí el control y traté de apuñalar a un amigo.

Bob y yo estábamos escuchando un radio de transistores cuando él cambió el dial a otra estación.

—¿Le llamas música a eso? —exigió.

—¡Es mejor de lo que a ti te gusta! —respondí gritando y estirando la mano hacia el dial.

—Vamos, Carson, tú siempre…

En ese instante, una cólera ciega, una ira patológica, se apoderó de mí. Sacando el cuchillo de acampar que llevaba en el bolsillo trasero del pantalón, oprimí el seguro para abrirlo y lo dirigí hacia el muchacho que había sido mi amigo. Con toda la fuerza de mis jóvenes músculos, lo empujé hacia su vientre.

El cuchillo golpeó su enorme y pesada hebilla de la Reserva Juvenil Militar con tanta fuerza que la hoja se rompió y cayó al suelo.

Me quedé con la mirada clavada en la hoja rota y las piernas se me hicieron agua. *Casi lo había matado. Casi había matado a mi amigo.* Si la hebilla no lo hubiera protegido, Bob habría estado yaciendo a mis pies muerto o gravemente herido. Él no dijo nada, solo se quedó mirándome, incrédulo. «Lo… lo lamento», murmuré dejando caer el mango. No pude mirarlo a los ojos. Sin decir una palabra, di media vuelta y corrí hacia mi hogar.

Gracias a Dios, en la casa no había nadie, pues no podía soportar la idea de mirar a ninguna persona a la cara. Corrí al baño, en donde podía estar a solas, y le eché llave a la puerta. Entonces me senté en el borde de la tina con mis largas piernas estiradas sobre el linóleo y apoyadas contra el lavamanos.

Trate de matar a Bob. Traté de matar a mi amigo. Por más que cerrara con fuerza mis ojos no podía escapar a la imagen: mi mano, mi cuchillo, la hebilla, el cuchillo roto. Y la cara de Bob.

«Esto es una locura», murmuré por fin. «Debo estar loco. La gente cuerda no trata de matar a sus amigos». El borde de la tina se sintió frío debajo de mis manos. Las puse sobre mi cara que ardía. «Me está yendo muy bien en escuela, y entonces hago esto».

Había soñado con ser médico desde que tenía ocho años, ¿pero cómo podía alcanzar este sueño con un genio tan terrible? Cuando me enfadaba, perdía el control y no tenía ni idea de cómo detenerme. Nunca llegaría a ser nada si no controlaba mi temperamento. Si tan solo pudiera hacer algo con relación a la cólera que ardía por dentro.

Pasaron dos horas. El diseño verde y castaño del linóleo, ondulado como culebra, danzaba ante mis ojos. Sentí náuseas, estaba disgustado conmigo mismo y avergonzado. «A menos que me libre de este mal genio no lo lograré», dije en voz alta. «Si Bob no hubiera tenido puesta esa enorme hebilla, quizás estaría muerto, y yo me encontraría camino a la cárcel o el reformatorio».

La desdicha me inundó. Mi camiseta sudorosa se me pegó a la espalda. El sudor me corría desde las axilas por los costados. Me detestaba, pero no podía hacer nada por mi cuenta, así que me odié incluso más.

De alguna parte en lo profundo de mi mente vino una fuerte impresión. Orar. Mi madre me había enseñado a orar. Mis maestros de la escuela religiosa de Boston a menudo decían que Dios nos ayuda si tan solo se lo pedimos. Por semanas, por meses, había estado tratando de controlar mi mal genio. Pensaba que podía arreglármelas por mi propia cuenta. Ahora, en ese pequeño baño caluroso, me percaté de la verdad: no podía manejar mi mal genio solo.

Me sentí como si jamás pudiera volver a verle la cara de nadie. ¿Cómo podría mirar a mi madre a los ojos? ¿Lo sabría ella? ¿Cómo podría volver a mirar a Bob de nuevo? ¿Cómo podría evitar que me detestara? ¿Cómo podría jamás él volver a confiar en mí?

«Señor», dije susurrando, «tienes que quitarme este mal genio. Si no, nunca estaré libre. Acabaré haciendo cosas peores que tratar de acuchillar a uno de mis mejores amigos».

Habiendo profundizado ya en la psicología (había estado leyendo *Psychology Today* durante un año), sabía que el mal carácter es un rasgo de la personalidad. El pensamiento estándar en el campo no señala la dificultad, sino la imposibilidad de modificar los rasgos de la personalidad. Incluso hoy, algunos expertos piensan que lo mejor que podemos hacer es aceptar nuestras limitaciones y ajustarnos a las mismas.

Las lágrimas me corrían por entre los dedos. «Señor, a pesar de todo lo que los expertos dicen, tú puedes cambiarme. Puedes librarme para siempre de este destructivo rasgo de la personalidad».

Me limpié la nariz con un pedazo de papel higiénico y lo deje caer al piso. «Tú prometiste que si acudimos a ti y te pedimos algo con fe, lo harás. Creo que puedes cambiar esto en mí». Entonces me puse de pie mirando por la angosta ventana, todavía suplicando la ayuda de Dios. No podía seguir detestándome para siempre por todas las cosas terribles que había hecho.

Me senté en el inodoro mientras algunos cuadros mentales de otros arranques de mal genio llenaron mi mente. Me percaté de mi cólera, apretando mis puños en contra de mi rabia. No serviría para nada si no podía cambiar. *Mi pobre madre,* pensé. *Ella cree en mí. Ni siquiera sabe lo malo que soy.* La desdicha me rodeó en la oscuridad. «Si tú no haces esto por mí, Dios, no tengo ningún otro lugar a dónde acudir».

En cierto momento salí a hurtadillas del baño el tiempo suficiente como para buscar una Biblia. La abrí y empecé a leer Proverbios. De inmediato vi una serie de versículos en cuanto a las personas coléricas y cómo se meten en problemas. Proverbios 16:32 me impresionó más que otros: «Más vale ser paciente que valiente; más vale dominarse a sí mismo que conquistar ciudades».

Mis labios se movieron sin hacer ningún ruido mientras continué leyendo. Sentí como si los versículos hubieran sido escritos precisamente para mí, por mí. Aquellas palabras me condenaban, pero también me brindaban esperanza. Después de un rato, la paz empezó a llenar mi mente. Mis manos dejaron de temblar. Las lágrimas se detuvieron. Durante esas horas a solas en el baño, algo me sucedió. Dios oyó mis profundos clamores de angustia. Un sentimiento de ligereza me embargó, y sabía que un cambio de corazón estaba teniendo lugar. Me sentí diferente. Era diferente.

Al final, me puse de pie, coloqué la Biblia al borde de la tina y fui al lavamanos. Me lavé la cara y las manos y alisé mi ropa. Salí de allí como un joven cambiado. «Mi mal genio nunca más volverá a controlarme», me dije. «Nunca más. Estoy libre».

Y a partir de ese día, luego de esas largas horas luchando conmigo mismo y clamándole a Dios por ayuda, nunca más he tenido problemas con mi mal genio.

Esa tarde decidí que leería la Biblia todos los días. He seguido esa práctica como un hábito diario y disfruto en especial del libro de Proverbios. Incluso ahora, cada vez que me es posible, tomo mi Biblia y la leo primero que todo cada mañana.

Cuando me detengo a pensar al respecto, me doy cuenta de que el milagro que tuvo lugar fue increíble. Algunos de mis amigos orientados psicológicamente insisten en que todavía tengo el potencial para la cólera. Tal vez tengan razón, pero he vivido más de veinte años después de esa experiencia y nunca he tenido ningún otro arranque de esos o incluso un problema serio que necesite que controle mi mal genio.

Puedo tolerar cantidades asombrosas de estrés y burlas. Por la gracia de Dios, todavía no me lleva mucho esfuerzo deshacerme de las cosas desagradables e irritantes. Dios me ha ayudado a conquistar mi terrible mal genio de una vez y para siempre.

Durante esas horas en el baño, también llegué a darme cuenta de que si alguien puede hacer que me enfade, puede controlarme. ¿Por qué debo otorgarle a alguien tal poder sobre mi vida?

Con el correr de los años, me he reído de las personas que de modo deliberado han hecho cosas que pensaban me harían enfadar. No soy mejor que ningún otro, pero me río por dentro al ver cuán necias pueden ser las personas cuando tratan de hacer que me encolerice. Ellas no tienen ningún control sobre mí.

Y he aquí la razón: Desde ese terrible día en que tenía catorce años, mi fe en Dios ha sido intensamente personal y una parte importante de lo que soy. Alrededor de ese tiempo empecé a tararear o cantar un himno que ha continuado siendo mi favorito: «Cristo es todo en el mundo para mí». Cuando algo me irrita, ese himno disuelve mi negativismo. Se lo he explicado de esta manera a los jóvenes: «Tengo el sol brillando en mi corazón sin que importen las condiciones que me rodean».

No tengo miedo de nada siempre y cuando piense en Jesucristo y mi relación personal con él, así como recuerde que aquel que creó el universo puede hacer cualquier cosa. También tengo evidencia —mi propia experiencia— de que Dios puede hacer cualquier cosa, pues él me cambió.

Desde los catorce años empecé a enfocarme en el futuro. Las lecciones de mi madre y varios de mis profesores al fin estaban dando resultado.

Capítulo siete

Triunfo en el CEOR

Tenía diez años cuando me interesé por primera vez en el Hospital Universitario John Hopkins. En esos días, parecía que toda historia médica comentada por la televisión o los periódicos tenía que ver con alguien de John Hopkins. Así que me dije: «Allá es a donde quiero ir cuando sea médico. Esos tipos están hallando curas y nuevas maneras de ayudar a los enfermos».

Aunque no tenía ninguna duda en cuanto a mi deseo de ser médico, el campo particular de la medicina no siempre estuvo muy claro. Por ejemplo, cuando cumplí trece años, mi enfoque cambió de ser médico general a convertirme en psiquiatra. Llegué a convencerme de esto al mirar algunos programas de televisión que mostraban a los psiquiatras, ya que ellos parecían ser intelectuales dinámicos que sabían todo en cuanto a resolver los problemas de cualquiera. Por esa misma edad tomé conciencia de lo que era el dinero y pensé que con tantos locos que vivían en los Estados Unidos de América los psiquiatras debían vivir bien.

Si alguna vez tuve alguna duda en cuanto a la carrera que había escogido, se disolvió al cumplir los trece, cuando Curtis me regaló una suscripción a *Psychology Today*. Fue el regalo perfecto. Siendo no solo un excelente hermano, sino también un buen amigo, Curtis debió en realidad haber hecho un gran sacrificio para gastar en mí el dinero que tanto le había costado ganarse. Él tenía solo quince años, y su trabajo después de clases en el laboratorio de ciencias no pagaba gran cosa.

Curtis era generoso conmigo, pero también sensible. Debido a que sabía que me interesaba la psicología y la psiquiatría, escogió esa manera de ayudarme. Aunque hallé *Psychology Today* difícil de leer para un muchacho de mi edad, captaba lo suficiente de los diferentes artículos como para casi ni poder esperar a que llegara el próximo número. También leía libros de esa materia. Por un tiempo me imaginaba a mí mismo como una especie de loquero local. Otros muchachos venían a mí para contarme sus problemas. Sabía cómo escuchar, y aprendí ciertos métodos a fin de ayudar a otros. Hacía preguntas como: «¿Quieres hablar de eso?» o «¿Qué es lo que te preocupa hoy?»

Los chicos se mostraban sinceros. Tal vez solo querían una oportunidad para hablar de sus problemas. Algunos estaban dispuestos a escuchar. Me sentía honrado al contar con su confianza y saber que estaban dispuestos a relatarme sus problemas.

«Pues bien, Benjamin», me dije un día, «has hallado tu campo de especialización, y en realidad estás avanzando en el mismo».

No fue sino hasta mis días en la facultad de medicina que mi enfoque cambiaría una vez más.

En la segunda mitad del décimo grado me uní al Cuerpo de Entrenamiento de Oficiales de la Reserva. Confieso que lo hice en gran parte por Curtis. En realidad, admiraba a mi hermano, aunque nunca se lo había dicho. Ya sea que lo supiera o no, él proveyó un modelo ejemplar para mí. Era una de las personas que quería emular. Me sentía orgulloso al verlo con su uniforme, mostrando su pecho recubierto de más medallas y galardones que nadie.

Mi inscripción en el CEOR dio inicio a otro cambio en mi vida, ayudándome a regresar al sendero correcto. Mi hermano, entonces en el último año de bachillerato, había alcanzado el rango de capitán y era comandante de la compañía cuando entré como soldado raso.

Curtis nunca se dejó llevar por el asunto de pertenecer al grupo y la demanda de ropa como yo. Él se mantuvo en la lista de honor y continuó siendo un buen estudiante durante toda la escuela. Se graduó entre los primeros de su clase y fue a la Universidad de Michigan, donde a la larga terminó especializándose en ingeniería.[*]

---

[*] Curtis se graduó de bachillerato durante lo más álgido de la guerra de Vietnam. En esos días, el Servicio Selectivo usaba un sistema de sorteo para determinar quién debía entrar en el servicio militar. El número bajo que Curtis

Después que me uní al CEOR, otra persona significativa llegó a mi vida: un estudiante de apellido Sharper. Él había alcanzado el grado más alto que se le concede a un colegial, el de coronel. Aunque Sharper parecía muy maduro y confiado de sí mismo, era muy amigable. *Él es increíble,* pensé al observarle dirigir los ejercicios de toda la unidad del CEOR. Entonces vino a mi mente el siguiente pensamiento. *Si Sharper pudo llegar a coronel, ¿por qué yo no?* En ese momento decidí que quería ser un estudiante coronel.

Debido a que me uní tarde al CEOR (en la segunda mitad del décimo grado en lugar de al comienzo del año como los demás), eso quería decir que estaría allí solo cinco semestres en lugar de seis. Desde el principio me di cuenta de que mis probabilidades de llegar a la cumbre no eran muy buenas, pero en lugar de desalentarme, tal pensamiento representó un reto para mí. Decidí que llegaría lo más lejos que pudiera antes de graduarme de secundaria.

Mi madre continuó hablándome acerca de mi actitud y esto empezó a producir un impacto en mí. No me sermoneaba, ya que estaba descubriendo maneras más útiles de animarme. Ella se aprendía de memoria poemas y dichos famosos e insistía en citármelos.

Pensándolo ahora, me doy cuenta de que mi madre fue increíble, pues se aprendió de memoria largos poemas como «El camino no tomado» de Robert Frost. A menudo citaba un poema titulado «Solo puedes echarte la culpa tú mismo»… un poema que nunca he podido hallar en forma impresa. El mismo trata de personas que dan excusas para no hacer el mejor esfuerzo.

---

obtuvo en el sorteo le aseguró que si esperaba, el ejército lo llamaría como recluta. Después de terminar año y medio en la Universidad, decidió unirse a la marina de guerra. «Será mejor que escoja la rama de servicio que quiero», dijo.

Entró en un programa especial y la marina lo entrenó para ser operador de un submarino nuclear. Se trataba de un programa de seis años (aunque él no volvió a enrolarse después de su compromiso de cuatro años). Fue escalando muy bien a través de los diferentes rangos y quizás habría sido por lo menos capitán a estas alturas si hubiera continuado allí. Sin embargo, decidió volver a la universidad. Hoy Curtis es ingeniero, y sigo estando muy orgulloso de mi hermano mayor.

La cuestión de fondo era que solo podemos echarnos la culpa a nosotros mismos. Nos forjamos nuestro propio destino según la manera en que hacemos las cosas. Debemos aprovechar las oportunidades y ser responsables de nuestras decisiones. Mi madre persistió conmigo hasta que comprendí por completo que, en última instancia, era el responsable de mi vida. Tenía que asumir la responsabilidad si quería llegar a algo. Pronto mis calificaciones volvieron a subir. Durante el penúltimo y último año, volví a estar en la categoría de los estudiantes sobresalientes. Había vuelto al sendero correcto.

Otra persona influyente en mi vida fue una maestra de inglés, la señora Miller. Ella se interesó personalmente en mí cuando estaba en su curso de inglés en noveno grado y me enseñaba muchas cosas adicionales después de clases. Se sentía orgullosa de mí por ser tan buen estudiante. Me enseñó a apreciar la buena literatura y la poesía. Repasábamos todo lo que había hecho en clase que no estaba perfecto y se quedaba conmigo hasta que corregía todo error.

En décimo grado, cuando mis calificaciones cayeron, se sintió desilusionada. Aunque ya no era mi maestra, siguió manteniéndose informada en cuanto a mi desempeño, dándose cuenta de que mi indiferencia hacia el trabajo escolar hacía que mis calificaciones bajaran, ya que tan solo estaba pasando el tiempo en lugar de esforzarme. Me sentí mal al respecto cuando se desilusionó. En ese punto me sentí incluso más culpable por defraudarla a ella que a mi madre.

Por fin empecé a percatarme de que al único que podía echarle la culpa era a mí y solo a mí mismo. El grupo no tenía poder sobre mí a menos que escogiera dárselo. Empecé a alejarme de ellos. La cuestión de la ropa se resolvió en gran parte por sí misma, porque en el CEOR teníamos que vestir uniforme tres días a la semana. Eso quería decir que podía ponerme la indumentaria regular solo dos días, y tenía suficientes ropas «apropiadas» como para que los compañeros no hablaran de mí.

Con el problema de mi ropa resuelto y mi actitud cambiada, de nuevo empecé a rendir bien en el colegio.

Varios profesores desempeñaron un papel importante en mi vida durante mis años de secundaria. Me proporcionaron una atención personal, me animaban, y todos ellos trataron de inspirarme a que siguiera esforzándome.

Admiré y aprecié en particular a dos profesores. Primero, a Frank McCotter, maestro de biología. Era blanco, como de un metro setenta y cinco de estatura, de constitución mediana y con anteojos. Si lo hubiera visto primero en la calle sin saber nada de él, habría dicho: «Ese es un profesor de biología».

El profesor McCotter tenía tanta confianza en mis capacidades que me incitó a asumir más responsabilidades y me proveyó una tutoría adicional en ciencias biológicas. Además, me asignó la responsabilidad de diseñar experimentos para los demás compañeros, prepararlos, y mantener el laboratorio funcionando sin tropiezos.

El segundo maestro, Lemuel Doakes, dirigía la banda. Era negro, fornido, y permanecía serio la mayor parte del tiempo, aunque tenía muy buen sentido del humor. Siempre exigía que todo fuera perfecto. No se conformaba con que tocáramos bien la música… teníamos que hacerlo a la perfección. Más que ser un profesor con intereses enfocados primordialmente en la música, él estimuló mis esfuerzos académicos. Vio que tenía talento musical, pero me dijo: «Carson, tienes que poner las materias académicas primero. Siempre pon lo primero en primer lugar». Pensé que esa era una actitud asombrosa para un maestro de música.

Además que por su música, admiraba al profesor Doakes por su valentía. Era uno de los pocos profesores que les hacía frente a los «matasietes» del colegio y no les permitía que lo asustaran. Él no toleraba ninguna necedad. Unos pocos estudiantes se atrevieron a desafiarlo, pero acabaron retrocediendo.

...

Obtuve muchas medallas en el CEOR por ser miembro de los equipos de rifle y entrenamiento. Gané premios académicos y casi toda competencia que se realizó. Debido a esto, me promovieron con rapidez.

Uno de los más grandes retos se presentó mientras era sargento maestro. El sargento Bandy, instructor del Ejército de los Estados Unidos de América y jefe de la unidad del CEOR en nuestra secundaria, me puso a cargo de la clase de la quinta hora, ya que los estudiantes eran tan bravucones que ninguno de los otros sargentos estudiantes podía con ellos.

«Carson, te pondré a cargo de esta clase. Si puedes hacer algo de ellos, te promoveré a segundo teniente». Eso era justo el reto que necesitaba.

Hice dos cosas. Primero, traté de llegar a conocer a los muchachos de la clase para descubrir lo que de verdad les interesaba. Luego estructuré las clases y los ejercicios de acuerdo a eso. Ofrecí prácticas adicionales con rutinas de ejercicios elegantes al final de cada sesión exitosa de enseñanza, y a los muchachos les encantó eso.

En segundo lugar, retrocedí a mi destreza anterior de sacar de quicio a la gente. Y tal cosa resultó. Ellos pronto se enmendaron porque aprendieron que, cuando no hacían las cosas de manera apropiada, podía hacerlos quedar muy mal al endilgarles toda clase de frases. Este método no empleó la mejor psicología, pero dio resultado, y ellos lo aceptaron de buen grado.

Esto ocurrió justo antes de las vacaciones, y ya había estado trabajando duro con la clase durante varias semanas cuando el sargento Bandy me llamó a su oficina. «Carson, la clase de la quinta hora es la mejor unidad del colegio. Has hecho un trabajo muy bueno».

Y fiel a su palabra, Bandy me promovió a segundo teniente a fin de año, una cosa que nunca se había visto en nuestro colegio.*

---

* Llegué a segundo teniente después de solo tres semestres cuando por lo general llevaba al menos cuatro, y la mayoría de los cadetes del CEOR nunca alcanzaban ese grado ni en seis semestres.

La promoción me permitió intentar obtener un grado de jefe, pues alguien solo podía realizar los exámenes para alcanzar este tipo de grado después de llegar a segundo teniente. La ruta normal era de segundo teniente a primer teniente, luego a capitán y más tarde a mayor. Después de eso, pocos estudiantes llegaban a ser tenientes coroneles, y solo tres en toda la ciudad de Detroit llegaron al grado de coronel.

El sargento Bandy hizo los arreglos para que realizara el examen. Lo hice tan bien que programó que compareciera ante una junta de mayores y capitanes del verdadero ejército.

Como por ese tiempo el sargento Hunt llegó a ser el primer sargento negro a cargo de nuestra unidad del CEOR, reemplazando al sargento Bandy. Él reconoció mi capacidad de liderazgo y, debido a que estaba teniendo un buen rendimiento en lo académico, se interesó de una manera especial por mí. A menudo me llamaba aparte y me decía cosas como: «Carson, tengo grandes planes para ti».

El sargento Hunt solía darme abundantes consejos y sugerencias acerca de las cosas que los examinadores querían saber. «Carson», vociferó, «tienes que aprender esto, y necesitas saberlo a la perfección».

Memoricé todo el material exigido. Los oficiales del ejército regular que realizaron el examen hicieron toda pregunta posible a partir de nuestros manuales de entrenamiento: preguntas en cuanto al terreno, las estrategias de batalla, varias armas y algunos sistemas de defensas. ¡Y yo estaba listo!

Cuando me presenté al examen para obtener un grado de jefe, junto con los representantes de cada uno de los veintidós colegios de la ciudad, saqué la calificación más alta. En realidad, mi puntaje fue (por lo menos en ese entonces) el más alto que algún estudiante jamás había logrado.

Para mi sorpresa y deleite, recibí de nuevo otra promoción: de segundo teniente a teniente coronel, una hazaña de la que jamás se había oído. Por supuesto, me sentía extasiado. Incluso para mayor sorpresa, tal cosa tuvo lugar durante la primera parte del último año de secundaria. Casi ni podía creerlo. Partiendo de la segunda mitad del décimo grado, para cuando llegué a doce grado había pasado de soldado raso a teniente coronel. Todavía me faltaba todo un semestre en la secundaria, y se acercaba otro examen para el grado de jefe. Eso significa que en realidad tendría la oportunidad de llegar a coronel. Si lo lograba, sería uno de los tres coroneles del CEOR de Detroit.

Aprobé el examen y una vez más superé a todos los competidores. Me nombraron oficial ejecutivo de la ciudad sobre todas las secundarias.

Había hecho realidad mi sueño. Obtuve el grado de coronel aunque me había unido al CEOR más tarde de lo acostumbrado. Varias veces pensé: *Pues bien, Curtis, tomaste la iniciativa y llegaste a capitán. Te he superado, pero no me habría inscrito en el CEOR si no lo hubieras hecho primero.*

Al final del último año marché a la cabeza del desfile del Día de Recordación a los Caídos. Me sentía muy orgulloso, con el pecho rebosando de galardones y medallas de toda clase. Para hacerlo más maravilloso, tuvimos algunos visitantes importantes ese día. Dos soldados que se habían ganado la Medalla de Honor del Congreso en Vietnam estaban presentes. Y todavía más emocionante para mí, el general William Westmoreland (muy destacado en esa misma guerra) asistió con un séquito impresionante. Más tarde, el sargento Hunk me presentó al general Westmoreland y cené con él y los ganadores de la Medalla del Congreso. Luego me ofrecieron una beca completa para West Point.

No la rechacé de inmediato, pero les hice saber que una carrera militar no era lo que vislumbraba. Por emocionado que estuviera ante el ofrecimiento de tal beca, en realidad no me sentí tentado. Si aceptaba me hubiera visto obligado a pasar cuatro años en las fuerzas armadas después de terminar la universidad, descartando la posibilidad de asistir a la facultad de medicina. Conocía mi meta, quería ser médico, y nada me distraería ni se interpondría en el camino.

Por supuesto que la oferta de esa beca me halagó. Estaba desarrollando una confianza en mis capacidades, tal como mi madre me lo había dicho por lo menos durante diez años. Por desdicha, llevé las cosas demasiado lejos. Empecé a pensar que era uno de los individuos más espectaculares y sagaces del mundo. Después de todo, había hecho una demostración sin precedentes en el CEOR y me hallaba a la cabeza de mi colegio en el aspecto académico. Las grandes universidades me escribieron y enviaron a sus representantes para conseguir que me inscribiera.

Reunirme con representantes de lugares como Harvard y Yale me hizo sentir especial e importante, ya que querían lograr que fuera a esas universidades. Pocos de nosotros tenemos la suficiente experiencia en eso de sentirnos especiales e importantes, y yo no fui la excepción. No sé cómo manejé toda esa atención. Dichos representantes se aglomeraban a mi alrededor debido a mis altos logros académicos y porque había tenido un rendimiento excepcional en la Prueba de Aptitud Escolástica (SAT, por sus siglas en inglés), lo que me colocó en algún punto en el percentil de los noventa... de nuevo, algo que nunca se había oído de un estudiante del centro de la ciudad de Detroit.

A veces me río cuando pienso en mi propósito secreto al sacar una calificación tan alta en el SAT. Años atrás, cuando mi madre nos permitía ver solo dos o tres programas de televisión a la semana e insistía en que también leyéramos dos libros, hice justo eso. Un programa, mi favorito, era el *Tazón Universitario* de la General Electric. En ese programa, que consistía en la formulación de preguntas, los concursantes eran estudiantes universitarios de toda la nación, los cuales competían entre sí. El maestro de ceremonias hacía preguntas muy pertinentes que constituían un reto al conocimiento de los estudiantes.

Toda la semana esperaba las noches del domingo. En mi mente ya me había enfocado en otro objetivo secreto: concursar en ese programa. Para lograr la posibilidad de aparecer, sabía que tenía que tener conocimientos sobre muchos temas, así que amplié la variedad de mis intereses de lectura. Haber heredado el trabajo en el laboratorio de ciencias después que Curtis se graduó me ayudó tremendamente, porque los profesores de ciencias se percataban de mi deseo de saber más. Ellos me ofrecieron una tutoría adicional y sugirieron libros o artículos para que leyera. Aunque me iba bien en casi todas las materias académicas, me daba cuenta de que no sabía mucho en cuanto al arte.

Empecé a ir después de clases al Instituto de Artes de Detroit. Recorrí los salones de exhibiciones hasta que conocí todas las pinturas de las galerías principales. Tomé prestados algunos libros de la biblioteca sobre varios artistas, y en realidad devoré todo ese material. Antes de que pasara mucho tiempo pude reconocer las pinturas de los maestros, saber cómo se llamaban las propias obras, citar los nombres de sus autores y sus estilos. Aprendí toda clase de información, como por ejemplo cuándo vivieron los artistas y dónde recibieron su educación. Pronto pude reconocer las pinturas o los artistas como un relámpago cuando surgían las preguntas con respecto a ellos en el *Tazón Universitario*.

A continuación, tenía que aprender sobre música clásica si quería competir. Cuando empecé esa fase, solía recibir miradas extrañas de la gente. Por ejemplo, podía estar en el patio desyerbando o cortando el césped mientras escuchaba en mi radio portátil música clásica. Tal cosa se consideraba una conducta extraña para un muchacho negro de Motown. Todos los demás estaban escuchando la música de moda.

A decir verdad, la música clásica no me gustaba gran cosa. Sin embargo, allí Curtis jugó de nuevo un papel decisivo en mi vida. Para entonces estaba en la marina, y una de las veces que llegó a casa porque le habían dado licencia, trajo consigo un par de discos. Uno de ellos era la *Octava Sinfonía (Inconclusa)* de Schubert. Mi hermano escuchó ese disco de un modo interminable.

«Curtis», le pregunté, «¿por qué oyes eso? Suena muy ridículo».

«A mí me gusta», dijo.

Él hubiera podido explicarme un poco sobre la música, pero en ese momento no estaba en verdad listo para oírlo. No obstante, puso ese disco tanto durante las dos semanas que estuvo en casa que me hallé a mí mismo tarareando por todas partes la melodía. ¡Para ese tiempo me di cuenta de que en realidad había empezado a gustarme la música clásica!

La música clásica no era extraña por completo para mí. Había recibido lecciones de clarinete desde que estuve en séptimo grado, pues ese era el instrumento que tocaba mi hermano. Después de todo, eso quería decir que mi madre tenía que rentar solo un instrumento al principio, y además yo podía usar la música vieja de Curtis. Luego me dediqué a la corneta hasta que, en noveno grado, me cambié al barítono.

Curtis me ayudó a disfrutar de Schubert, y luego compré un disco como regalo para mi madre. A decir verdad, lo compré para mí. El disco contenía las muchas oberturas de las óperas de Rossini, incluso la bien conocida *Obertura de Guillermo Tell*.

Mi siguiente paso fue escuchar las arias alemanas e italianas. Leí libros sobre óperas y entendí la trama. Para entonces estaba diciendo: «Esta es una música grandiosa». Ya no tenía que obligarme a aprender sobre música clásica porque quería estar en el *Tazón Universitario*. Había quedado atrapado por ella.

Cuando llegué a la universidad, podía oír casi cualquier pieza de música, desde la clásica hasta la popular, y saber quién la había compuesto. Tenía buen oído para reconocer los estilos de música, y esto fue algo que cultivé.

Durante mis años universitarios, todas las noches solía oír un programa titulado *The Top One Hundred* [Los cien mejores]. Pasaban solo música clásica. Lo escuchaba todas las noches, y antes de que pasara mucho tiempo, pude reconocer de inmediato los primeros cien. Entonces decidí extenderme más allá de la música clásica, así que me dediqué a oír y aprender acerca de una variedad mucho más amplia de música.

Hice todo lo que pude a fin de prepararme para intentar pasar la prueba del *Tazón Universitario*. Por desgracia, nunca logré aparecer en el programa.

Capítulo ocho
Decisiones en cuanto a la universidad

C lavé la mirada en el billete de diez dólares que estaba sobre la mesa, sabiendo que tenía que tomar una decisión. Y puesto que tenía solo una oportunidad, quería estar seguro de hacer lo correcto.

Durante días había considerado el asunto desde todo ángulo posible. Había orado a Dios pidiéndole que me ayudara, pero todavía parecía que todo se reducía a tomar una única decisión.

Enfrentaba una situación irónica a finales de 1968, pues la mayoría de las más prestigiosas universidades de la nación se habían puesto en contacto conmigo con ofertas e incentivos. Sin embargo, cada una exigía una cuota de admisión de diez dólares no reembolsable junto con la solicitud. Tenía exactamente diez dólares, así que podía solicitar mi admisión solo en una.

Mirando hacia atrás, me doy cuenta de que pude haber pedido prestado el dinero para enviar varias solicitudes. Es más, si hubiera hablado con los representantes de las universidades, a lo mejor me hubieran eximido de la cuota. No obstante, mi madre me había recalcado el concepto de valernos por nuestra cuenta por tanto tiempo que no quería empezar debiéndole a una institución solo para conseguir que me aceptaran.

En ese tiempo, la Universidad de Michigan, una institución espectacular y siempre entre las diez mejores en lo académico y los certámenes deportivos, estaba buscando activamente estudiantes negros. Aquella universidad dispensaba las cuotas para los estudiantes que residían en el estado y no podían pagarla. Con todo, quería asistir a una universidad más distante.

Miraba muy en serio mi futuro y estaba al tanto de que podía entrar en cualquiera de las mejores universidades, pero no sabía qué hacer. Habiéndome graduado en tercer lugar en mi clase, tenía excelentes calificaciones en el SAT, y la mayoría de las mejores universidades se peleaban por matricular a estudiantes negros. Después de la universidad, con una especialización en premedicina y alguna preparación en psicología, estaría listo para la facultad de medicina. Y por fin en el camino real para llegar a ser médico.

Por largo tiempo me molestó haberme graduado en el tercer lugar de mi clase el último año. Quizás se trató de una falla de carácter, pero no pude evitarlo. No es que tuviera que ser el primero en todo, pero *debería* haber sido el número uno. Si no me hubiera dejado desviar tanto por la necesidad de aprobación de mis iguales, habría estado a la cabeza de mi clase. Al pensar en la universidad, decidí que eso nunca más me volvería a suceder. De allí en adelante sería el mejor estudiante que fuera capaz de ser.

Las semanas pasaron volando mientras luchaba a fin de decidir a cuál universidad debería enviar mi solicitud, y para mediados de año, había reducido las alternativas a Harvard y Yale. Cualquiera hubiera sido grandiosa, lo que hacía la decisión difícil. De una forma bastante extraña, mi decisión final dependió de un programa de televisión. Al observar el *Tazón Universitario* un domingo por la noche, los estudiantes de Yale barrieron a los de Harvard con un fantástico puntaje de quinientos diez a treinta y cinco. Ese juego me ayudó a tomar mi decisión: quería ir a Yale.

En menos de un mes no solo tenía mi aceptación en Yale para ingresar en septiembre de 1969, sino que me ofrecieron una beca académica del noventa por ciento.

Supongo que debería haberme sentido más que feliz por la noticia. Estaba contento, pero no sorprendido. En realidad, lo tome con calma y tal vez con un poco de arrogancia, pues recordaba que ya había logrado casi todo lo que me había propuesto hacer: un brillante historial académico, altas calificaciones en el SAT, toda clase de reconocimiento posible en la secundaria, junto con mi larga lista de logros en el programa del CEOR.

El alojamiento en el plantel era apropiado para estudiantes de mi categoría. Las viviendas estudiantiles eran lujosas, y las habitaciones eran más como suites. Estas incluían una sala, chimenea y repisas integrales. Los dormitorios se abrían del salón principal. De dos a cuatro estudiantes compartían cada suite. Yo tenía un cuarto para mí solo.

Me fui a caminar por el plantel y aprecié los edificios altos, de estilo gótico, admirando los muros recubiertos de hiedra. Pensé que irrumpiría como tromba en el lugar. ¿Y por qué no? Era increíblemente brillante.

Después de una semana en el plantel, descubrí que no lo era tanto. Todos los estudiantes eran brillantes, y muchos en extremo talentosos y perspicaces. Yale fue un gran nivelador para mí, ya que ahora estudiaba, trabajaba y vivía con docenas de estudiantes universitarios de alto rendimiento, sin sobresalir entre ellos.

Un día estaba en el comedor con varios compañeros que hablaban de sus calificaciones en el SAT.

—Me fue mal en ese examen SAT. Saqué un poco más de mil quinientos en ambas partes —dijo uno de ellos.

—Eso no está del todo mal —señaló otro de forma comprensiva—. No es algo grandioso, pero tampoco es malo.

—¿Cuánto sacaste en total? —preguntó el primero.

—Ah, mil quinientos cuarenta o mil quinientos cincuenta. No recuerdo exactamente.

A todos ellos les parecía muy natural tener calificaciones en el alto percentil de los noventa. Guardé silencio y me percaté de que mi total era más bajo que el de todos los universitarios que me rodeaban. Fue la primera vez en que me di cuenta de que no era tan brillante como pensaba, y la experiencia redujo un poco mi petulancia. Al mismo tiempo, el asunto me disuadió apenas ligeramente. Sería sencillo demostrarles a todos lo sobresaliente que era. Haría lo que hice en Southwestern, me dedicaría por completo a mis estudios y aprendería todo lo posible. Entonces mis calificaciones me pondrían de nuevo a la cabeza.

No obstante, aprendí con rapidez que el trabajo de clase en Yale era difícil, muy diferente a todo lo que había encontrado durante el bachillerato en Southwestern. Los profesores esperaban que hiciéramos nuestras tareas antes de llegar a clases, y luego usaban esa información como base para sus conferencias del día. Este era un concepto extraño para mí. Había pasado como si nada un semestre tras otro en el bachillerato estudiando solo lo que quería, y luego, siendo bueno para estudiar a última hora, dedicaba los pocos días antes de los exámenes a aprenderme de memoria como un loco todas las cosas. Este método me había servido en Southwestern. Fue una sorpresa para mí darme cuenta de que no resultaría en Yale.

Cada día me atrasaba más y más en mis tareas, en especial en química. ¿Por qué no me esforcé por mantenerme al día? No estoy seguro. Podría dar una docena de excusas, pero eso no importaba. Lo importante en realidad era que no sabía lo que tenía lugar en la clase de química.

Al final del primer semestre sucedió lo inevitable cuando me enfrenté a los exámenes finales. El día antes del examen de química, caminé sin rumbo por el plantel, enfermo por la zozobra y sin poder negarlo ya más. Estaba fallando en la clase de química de primer año, y mucho. Mis pies se arrastraban por las hojas color dorado que alfombraban las amplias veredas. La luz del sol y las sombras danzaban sobre las paredes cubiertas de hiedra, pero la belleza de ese día de otoño se mofaba de mí. Lo había echado todo a perder. No tenía ni la menor esperanza de aprobar química, ya que no me había mantenido al día con la materia. Conforme me percataba más de la realidad de mi inminente fracaso, este brillante muchacho de Detroit también se enfrentaba a otra horrible verdad: si fallaba en química, no podría continuar en el programa de preparación para estudiar medicina.

La desesperanza me embargó mientras los recuerdos de quinto grado relampaguearon en mi mente. «¿Qué calificación sacaste, Carson?» «Oye, tonto, ¿lograste acertar alguna hoy?» Aunque los años habían pasado, todavía podía oír en mi cabeza las voces burlonas.

¿Qué estoy haciendo en Yale, después de todo? Era una pregunta legítima, y no podía alejar el pensamiento de mi mente. *¿Quién me creo que soy? Simplemente un muchacho negro tonto del lado pobre de Detroit que no tiene ninguna posibilidad de salir adelante en Yale con todos estos estudiantes inteligentes y acaudalados.* Pateé una piedra y la envié volando por sobre la hierba. *Basta*, me dije a mí mismo. *Todo lo que harás es empeorar las cosas.* Recordé a los maestros que me decían: «Benjamin, eres brillante. Llegarás lejos».

Y allí, caminando solo en la oscuridad de mis pensamientos, pude oír a mi madre insistiendo: «¡Bennie, tú puedes lograrlo! Vamos, hijo, puedes conseguir cualquier cosa que te propongas, y puedes hacerlo mejor que cualquier otro. Yo creo en ti».

Me di la vuelta y regresé al dormitorio por entre los altos y clásicos edificios. Tenía que estudiar. *Deja de pensar en el fracaso*, me dije. *Tú todavía puedes lograrlo. Tal vez.* Alcé la vista contemplando las hojas esparcidas que se arremolinaban y dibujaban siluetas contra el ocaso rosáceo del otoño. Las dudas me acosaban en los recovecos de mi cabeza.

Por último, acudí a Dios. «Necesito ayuda», oré. «Ser médico es todo lo que siempre he querido, y ahora parece que no lo lograré. Y, Señor, siempre he tenido la impresión de que quieres que sea médico. He trabajado duro y enfocado mi vida de esa manera. He dado por cierto que eso es lo que sería. No obstante, si fracaso en química, tendré que buscar alguna otra carrera que seguir. Por favor, ayúdame a saber qué más puedo hacer».

De regreso a mi dormitorio, me dejé caer en la cama. Anocheció temprano, y el cuarto estaba oscuro. Los ruidos nocturnos del plantel llenaban el cuarto callado: coches que pasaban, voces de estudiantes en el parque al pie de mi ventana, ráfagas de viento susurrando por entre los árboles. Sonidos tranquilos. Me quedé sentado, un muchacho alto, flaco, con la cabeza entre mis manos. Había fracasado. Por fin había enfrentado un reto que no podía superar; simplemente era demasiado tarde.

Me puse de pie y encendí la lámpara del escritorio. «Está bien», me dije mientras caminaba por mi cuarto, «fallaré en química. Así que no seré médico. Entonces, ¿qué más hay para mí?»

Sin que importara cuántas otras posibilidades profesionales consideré, no pude pensar en nada que no fuera ser médico. Recordé la oferta de la beca en West Point. ¿Una carrera en el magisterio? ¿En los negocios? Ninguno de estos campos despertaba algún interés real en mí.

Mi pensamiento se volvió hacia Dios con un anhelo desesperado, una súplica, un deseo de aferrarme a él. «O bien ayúdame a entender qué clase de trabajo debo hacer, o de otra manera haz algún milagro y ayúdame a aprobar este examen».

Desde ese momento me sentí en paz. No tuve respuesta. Dios no se abrió paso por entre la niebla de mi depresión ni hizo fulgurar una visión delante de mí. Sin embargo, sabía que sin importar lo que sucediera, todo estaría bien.

Un destello de esperanza, aunque diminuto, brilló en lo que parecía ser mi situación imposible. Aunque me había mantenido en el último peldaño de la clase desde la primera semana en Yale, el profesor tenía una regla que podía salvarme. Si los estudiantes que andaban mal en la materia tenían un buen rendimiento en el examen final, el profesor descartaría la mayor parte del trabajo del semestre y permitiría que la buena calificación del examen contara en gran medida para la nota final. Eso representaba la única posibilidad para que aprobara química.

Eran casi las diez de la noche y estaba cansado. Sacudí la cabeza sabiendo que entre ese momento y la mañana siguiente no podría producir ese tipo de milagro.

«Ben, tienes que intentarlo», dije en voz alta. «Tienes que hacer todo lo que puedas».

Me quedé sentado durante las próximas dos horas y revisé todo mi grueso libro de texto de química. Memoricé fórmulas y ecuaciones que pensaba me podían ayudar. Sin que importara lo que sucediera durante el examen, iría decidido a hacer lo que mejor pudiera. Podría fallar, pero me consolaba al pensar que por lo menos tendría un fracaso digno.

Mientras estudiaba las fórmulas en el papel y me obligaba a memorizar lo que para mí no tenía sentido, sabía muy dentro de mí por qué me encontraba en esta situación. El curso no era muy difícil. La verdad yacía en algo mucho más básico. A pesar de mi impresionante historial académico hasta el momento, en realidad no había aprendido nada en cuanto a estudiar. Todo el tiempo durante el bachillerato me había apoyado en los mismos viejos métodos: desperdiciar mi tiempo durante el semestre y luego estudiar a última hora para los exámenes finales.

Era medianoche. Las palabras en las páginas se hacían borrosas y mi mente se rehusaba a recibir más información. Me dejé caer en la cama y susurré en la oscuridad: «Dios, lo lamento. Por favor, perdóname por quedar mal contigo y conmigo mismo». Luego me quedé dormido.

Mientras dormía, tuve un sueño extraño, y cuando desperté en la mañana permanecía tan vivido como si en realidad hubiera sucedido. En el sueño estaba sentado en el salón de química, siendo la única persona que se encontraba allí. La puerta se abrió y una figura nebulosa entró, se detuvo ante el pizarrón, y empezó a resolver problemas de química. Yo tomaba notas de todo lo que él escribía.

Cuando desperté, recordaba la mayoría de los problemas, por lo que los escribí al instante antes de que se me borraran de la memoria. Unas pocas de las respuestas en realidad se esfumaron, pero todavía recordaba los problemas y pude buscarlos en el libro de texto. Sabía bastante sobre psicología, así que di por cierto que todavía estaba tratando de resolver durante mi sueño algunos problemas no resueltos.

Me vestí, desayuné y acudí al salón de química con un sentimiento de resignación. No estaba seguro de saber lo suficiente para pasar, pero estaba aturdido debido al intenso estudio de última hora y la desesperanza. El salón era enorme, lleno de pupitres individuales de madera. Tenía cabida como para mil estudiantes. Al frente del salón, los pizarrones nos miraban desde una gran plataforma. Allí había además un enorme escritorio con un mostrador y un fregadero para las demostraciones químicas. Mis pasos sonaban huecos en el piso de madera.

El profesor llegó y, sin decir gran cosa, empezó a repartir los cuadernos con las preguntas del examen. Mis ojos lo siguieron por todo el salón. Le llevó un tiempo repartir los cuadernos a seiscientos estudiantes. Mientras esperaba, noté cómo el sol brillaba por entre los vidrios pequeños de las ventanas arqueadas que estaban en la pared. Era una hermosa mañana para fracasar en un examen.

Por fin, con el corazón latiéndome muy fuerte, abrí el cuaderno y leí el primer problema. En ese instante, casi pude oír la melodía discordante que se escucha en el programa de televisión *The Twilight Zone* [La dimensión desconocida]. En verdad, me sentí como si hubiera entrado en la tierra del nunca jamás. Revisé con rapidez el cuaderno mientras me reía en silencio al confirmar lo que de repente supe. Los problemas del examen eran idénticos a los que había escrito la figura nebulosa en mi sueño.

Supe la respuesta a todas las preguntas de la primera página. «Esto es un juego de niños», dije entre dientes mientras mi lápiz volaba para escribir las soluciones. Terminada la primera página, pasé a la siguiente, y de nuevo el primer problema fue uno que había visto escrito en el pizarrón durante mi sueño. Casi ni podía creerlo.

No me detuve a analizar lo que estaba sucediendo. Me sentía tan emocionado de saber las respuestas correctas que trabajé rápido, temeroso de olvidar todo lo que en ese momento recordaba. Casi al final del examen, cuando mis recuerdos del sueño empezaron a desvanecerse, no logré resolver dos o tres problemas, pero era suficiente. Sabía que aprobaría.

«Dios, tú hiciste un milagro», le dije al salir del salón de clases. «Te prometo que nunca te pondré en esa situación de nuevo».

Caminé por el plantel como por una hora, entusiasmado, pero a la vez con la necesidad de estar solo, de pensar en lo que había sucedido. Nunca antes había tenido un sueño como ese. Tampoco alguien que yo conociera. Y esa experiencia contradecía todo lo que había leído en cuanto a los sueños en mis estudios de psicología.

La única explicación posible me aturdió. La única respuesta era aleccionadora en su sencillez. Por la razón que fuera, el Dios del universo, el Dios que tiene las galaxias en su mano, había visto una razón para llegar a un dormitorio universitario en el planeta Tierra y enviarle un sueño a un desalentado muchacho de un suburbio pobre que quería llegar a ser médico.

Contuve una exclamación al comprender con certeza lo que había sucedido. Me sentí pequeño y humilde. Al final, me reí en voz alta al recordar que la Biblia, aunque fueron muy pocos, habla sobre tales sucesos, ocasiones en que Dios les dio respuestas y direcciones específicas a su pueblo. Dios había hecho lo mismo por mí en el siglo veinte. A pesar de mi fracaso, Dios me había perdonado e intervenido para hacer algo maravilloso a mi favor.

«Está claro que quieres que sea médico», le dije a Dios. «Haré todo lo que esté a mi alcance para lograrlo. Aprenderé a estudiar. Te prometo que nunca tendrás que hacer esto de nuevo por mí».

Durante mis cuatro años en Yale, en algún momento haraganeé, pero nunca hasta el punto de no estar preparado. Empecé a aprender a estudiar sin concentrarme ya en el material superficial y solo en lo que los profesores probablemente preguntarían en los exámenes finales. Me propuse captar todo en detalle. En química, por ejemplo, no solo quería saber solo las respuestas, sino entender el razonamiento detrás de las fórmulas. A partir de ahí, apliqué el mismo principio a todas mis clases.

Después de esta experiencia, no tuve ninguna duda de que llegaría a ser médico. También sentí que Dios no solo quería que fuera médico, sino que tenía cosas especiales para que hiciera. No estoy seguro de que la gente siempre me entiende cuando digo eso, pero tenía cierta certeza interna de que estaba en el sendero correcto... el sendero que Dios había escogido para mí. Grandes cosas sucederían en mi vida, y tenía que hacer mi parte para prepararme y estar listo.

Cuando por fin entregaron las calificaciones de aquel examen de química, Benjamin S. Carson obtuvo noventa y siete... justo entre los que estaban a la cabeza de la clase.

Capítulo nueve
Cambio en las reglas

En mis años universitarios, tuve varios empleos diferentes durante las vacaciones, una práctica que había empezado en el bachillerato, donde trabajé en el laboratorio del colegio. En el verano entre mi penúltimo y último año de bachillerato, trabajé en la Universidad Estatal Wayne en uno de los laboratorios de biología.

Sin embargo, en el tiempo comprendido entre la graduación de la secundaria y el comienzo en Yale, precisaba conseguir un trabajo serio. Necesitaba ropa para la universidad, libros, dinero para el transporte y una docena de otros gastos que sabía que tendría.

Una de las consejeras de nuestra escuela, Alma Whittley, conocía mi necesidad y fue muy comprensiva. Un día le conté mi historia y ella me escuchó con una preocupación obvia. «Tengo unas cuantas conexiones con la Compañía de Automóviles Ford», dijo. Mientras estaba allí en su oficina, telefoneó a la sede internacional de dicha compañía. Recuerdo en particular que dijo: «Miren, tenemos aquí a un joven llamado Ben Carson. Es muy brillante y ya tiene una beca para asistir a Yale en septiembre. Ahora mismo el muchacho necesita un trabajo a fin de ahorrar algún dinero para el año lectivo». Ella se detuvo para escuchar y le oí decir: «Ustedes deben darle un empleo».*

---

* A mediados de 1988, la señora Whittley me envió una nota que comenzaba: «Me pregunto si te acuerdas de mí». Me sentí conmovido y encantado. Por supuesto que la recordaba, como también a todo el que me había ayudado tanto. Ella me contó que me había visto por televisión y había leído varios artículos sobre mí. Ya estaba jubilada y vivía en el sur de los Estados Unidos, pero quería enviarme sus felicitaciones. Me encantó que *ella* me recordara.

82

La persona en el otro extremo de la línea estuvo de acuerdo.

El día después de mi última clase en el bachillerato, mi nombre apareció en la lista de empleados de la Compañía de Automóviles Ford, en el edificio administrativo principal de Dearborn. Trabajé en la oficina de nóminas, en un trabajo que consideré prestigioso, o como mi madre lo llamaba, a lo grande, pues me exigieron que me pusiera camisa blanca y corbata todos los días.

Ese puesto me enseñó una lección importante en cuanto a ser un empleado en un mundo mucho más amplio que aquel que representaba el bachillerato. La influencia pudo ayudarme a atravesar la puerta, pero mi productividad y la calidad de mi trabajo fueron las pruebas reales. Tan solo conocer mucha información, aunque fuera algo útil, no bastaba. El principio es más o menos así: no es lo que sabes, sino la clase de trabajo que desempeñas, lo que es determinante.

Esas vacaciones trabajé duro, como también lo hice en todo empleo que tuve, incluso en los temporales. Decidí que sería la mejor persona que ellos habían contratado jamás.

Después de terminar mi primer año en Yale, recibí un maravilloso empleo durante las vacaciones como supervisor de una cuadrilla de carreteras, de las personas que recogen la basura por las vías. El gobierno federal había establecido un programa de trabajos, principalmente para los estudiantes del interior de la ciudad. La cuadrilla caminaba por la autopista interestatal, cerca de Detroit y los suburbios occidentales, recogiendo la basura en un esfuerzo por mantener hermosas las carreteras.

La mayoría de los supervisores tenían dificultades horribles debido a los problemas de disciplina, y los muchachos del interior de la ciudad tenían cientos de razones para no hacer ningún esfuerzo durante el trabajo. «Hace demasiado calor para trabajar hoy», decía uno. «Simplemente estoy muy cansado por el trabajo de ayer», indicaba otro. «¿Por qué tenemos que hacer todo esto? Mañana la gente tan solo arrojará basura de nuevo. ¿Quién sabrá si hemos limpiado o no?» «¿Por qué tenemos que matarnos haciendo esto? Además, el trabajo no paga lo suficiente como para que lo hagamos».

Los otros supervisores, según me enteré, pensaban que si cada uno de los cinco o seis jóvenes de la cuadrilla llenaba dos bolsas de plástico al día, estaban rindiendo bien.

Esos muchachos podían cumplir esa meta en una hora, y yo lo sabía. Tal vez trataba de tener un rendimiento mayor del esperado, pero me parecía que desperdiciaba el tiempo si dejaba que mi cuadrilla vagabundeara recogiendo doce bolsas de basura al día. Desde el principio, mi cuadrilla de continuo llenaba entre cien y doscientas bolsas al día, cubriendo enormes trechos de carretera.

El volumen del trabajo que mi cuadrilla realizaba dejaba boquiabiertos a mis supervisores en el Departamento de Obras Públicas. «¿Cómo pueden tus obreros trabajar de ese modo?», preguntaban. «Ninguna de las otras cuadrillas hace tanto».

«Ah, tengo mis secretos», les respondía, haciendo luego alguna broma sobre la forma en que lo lograba. Si decía demasiado, alguien podría interferir y obligarme a cambiar mis reglas.

Aunque usaba un método sencillo, no seguía los procedimientos habituales... y cuento esto porque pienso que ilustra otro principio de mi vida. Es como la canción popular de hace unos años que dice: «Lo hice a mi manera». No se trata de que me oponga a las reglas —sería una insensatez hacer una cirugía sin obedecer ciertas reglas— pero algunas regulaciones estorban y hay que romperlas o ignorarlas.

Por ejemplo, al cuarto día de trabajo les dije a mis hombres:

—Hoy hará mucho calor.

—¡Puede apostar a que sí! —dijo uno de ellos, y de inmediato todos convinieron.

—Así que les ofreceré un trato —continué—. Primero, desde mañana empezaremos a las seis de la mañana mientras todavía está fresco.

—Vamos, nadie en todo el mundo se levanta tan temprano.

—Solo escucha mi plan —le dije al que me interrumpió. Se suponía que nuestras cuadrillas debían trabajar de siete y treinta de la mañana a cuatro y treinta de la tarde, descansando una hora para almorzar—. Si ustedes, y tienen que ser todos los seis, están listos para empezar a trabajar de modo que podamos salir a la carretera a las seis, y trabajan rápido para llenar ciento cincuenta bolsas, después de eso tienen el resto del día libre.

Antes de que alguien pudiera empezar a cuestionar, aclaré lo que quería decir.

—Como ven, si pueden recoger toda esa basura en dos horas, los llevaré de regreso y tienen el resto del día libre. Todavía ganarán la paga completa de un día, pero tienen que traer ciento cincuenta bolsas, sin que importe cuánto se demoren.

Conversamos un poco más sobre la idea, pero se dieron cuenta de lo que quería. Me había llevado apenas un par de días lograr que recogieran cien bolsas diarias, lo cual significaba realizar un trabajo duro bajo el intenso calor de la tarde. Sin embargo, les encantaba fastidiar a las otras cuadrillas y decirles cuánto habían hecho, así que estaban listos para el nuevo reto. Estos muchachos estaban aprendiendo a enorgullecerse de su trabajo, por denigrante que muchos de ellos lo consideraran.

Estuvieron de acuerdo con mi plan. A la mañana siguiente, la cuadrilla completa estaba lista para salir a las seis. Y como trabajaron duro y rápido, aprendieron a limpiar todo un trecho de carretera en dos o tres horas, la misma cantidad de trabajo que previamente habían prolongado para todo el día.

—Está bien, amigos —decía tan pronto como contaba la última bolsa—, tenemos el resto del día libre.

Esto les encantó, y trabajaban con una actitud alegre y juguetona. Sus mejores momentos tenían lugar cuando llegábamos al Departamento de Transporte a las nueve de la mañana, justo cuando las demás cuadrillas apenas estaban empezando.

—¿Ustedes trabajarán hoy? —gritaba uno de mis hombres.

—Vamos, no hay mucha basura allá hoy —decía otro—. Superman ha limpiado la mayor parte.

—Espero que no se quemen con el sol allá —gritaban mientras algún camión salía.

Era obvio que los supervisores sabían lo que estaba haciendo, pues nos veían regresando, además de que con toda certeza tenían informes de que habíamos salido temprano. No obstante, nunca dijeron nada. Si lo hubieran hecho, todo lo que hubiera tenido que hacer era presentar la evidencia de nuestro trabajo.

No se suponía que debíamos trabajar de esa manera, ya que las reglas fijaban horas específicas de trabajo. Sin embargo, ningún supervisor jamás comentó lo que estaba haciendo con mi cuadrilla. Más que por cualquier otra cosa, pienso que guardaron silencio porque estábamos haciendo el trabajo, y lo hacíamos más rápido y mejor que cualquiera de las otras cuadrillas.

Algunas personas han nacido para trabajar, y a otras sus mamás las incitan a que lo hagan. No obstante, hacer lo que hay que hacer, lo más rápido y lo mejor posible, ha sido mi estrategia para todo, incluyendo la medicina. No tenemos necesariamente que actuar según unas reglas estrictas si podemos hallar una mejor manera de hacer las cosas, siempre y cuando se trate de algo razonable y que no le haga daño a nadie. Alguien me dijo que la creatividad es solo hacer algo con una perspectiva diferente. Así que tal vez de eso es de lo que se trata… de ser creativo.

A las siguientes vacaciones, después de mi segundo año de universidad, volví a Detroit para trabajar como supervisor con mi cuadrilla de carreteras. Al final del año anterior, Carl Seufert, jefe del Departamento de Transporte, se había despedido de mí con las palabras: «Vuelve en las próximas vacaciones. Tenemos lugar para ti».

Sin embargo, la economía tuvo un tropezón a mediados de 1971, en especial en la capital de la industria de automóviles. Los cargos de supervisores, debido a que pagaban bien, eran increíblemente difíciles de conseguir. La mayoría de los universitarios que conseguían esos trabajos tenían conexiones personales o políticas significativas. Habían sido contratados con meses de antelación mientras todavía me encontraba en New Haven.

Puesto que Carl Seufert me había prometido un empleo, no se me ocurrió confirmarlo durante el período de vacaciones de Navidad. No obstante, cuando solicité el cargo a fines de mayo, la directora de personal me dijo: «Lo lamento, todas las vacantes ya están llenas». Ella me explicó la situación de que existían pocos trabajos y más solicitantes, pero yo ya sabía eso.

No culpé a la mujer, además de que me daba cuenta de que discutir con ella no me llevaría a ninguna parte. Debí presentar mi solicitud temprano como los demás.

Sin embargo, razoné con confianza que había trabajado durante todo período vacacional, así que hallaría otro empleo sin mucha dificultad.

Me equivoqué. Como cientos de universitarios, descubrí que no había nada en ninguna parte. Recorrí las calles durante dos semanas. Todas las mañanas me subía al autobús, iba al centro y presentaba mi solicitud en todo establecimiento comercial que encontraba.

«Lo lamento, no hay trabajo». Debí oír eso, o algo parecido, cientos de veces. En ocasiones percibía una simpatía genuina en la voz del individuo que me lo decía. En otros lugares me sentía como si fuera el número ocho mil que llegaba, así que la persona estaba cansada de repetir lo mismo y tan solo deseaba que todos desapareciéramos.

En medio de esa deprimente búsqueda de empleo, Ward Randall hijo fue una luz brillante en mi vida.

Ward, un abogado blanco del área de Detroit, se había graduado en Yale dos décadas antes que yo. Nos conocimos en una reunión local de antiguos alumnos mientras yo todavía estaba estudiando. Le caí bien porque ambos teníamos un agudo interés por la música clásica. Durante las vacaciones de 1971, cuando estaba buscando trabajo en el centro de Detroit, con frecuencia nos reuníamos para almorzar y asistíamos a conciertos al mediodía. Muchos eran conciertos de órgano que se realizaban en una de las iglesias de la ciudad.

Además de eso, Ward con frecuencia me invitaba a ir con su familia a varios conciertos y sinfonías, presentándome muchos de los intereses culturales en los alredededores de Detroit, a los cuales no hubiera tenido la oportunidad de asistir debido a mi falta de dinero. Fue un hombre amable en verdad, un estímulo real para mí, a quien todavía sigo apreciando.

Después de caminar por la ciudad, por fin decidí: *Haré mis propias reglas en cuanto a esto. He tratado por todas las maneras convencionales de buscar trabajo y no he hallado nada. Nada. Nada.*

Entonces recordé mi entrevista regional para ser admitido en Yale y a la persona que la había hecho. Era un hombre encantador, el señor Standart. Él también era vicepresidente de Young and Rubicum Advertising, una de las empresas de publicidad nacionales más grandes.

Primero traté en la oficina de personal de su compañía, pero recibí las palabras usuales: «Lo lamento, no tenemos disponible ningún trabajo temporal».

Haciendo a un lado mi orgullo y levantándome el ánimo, me subí al ascensor y me dirigí a las suites ejecutivas. Debido a que el señor Standart me había entrevistado para Yale y dado una muy buena recomendación, pensé que debía tener una buena opinión de mí. Sin embargo, no me imaginé cómo lograría esquivar a su secretaria. Recordé que nadie, absolutamente nadie, llega a su oficina sin una cita previa. Entonces pensé: *¿Qué tengo que perder?*

Cuando su secretaria me miró, le dije:

—Me llamo Ben Carson. Soy estudiante de Yale, y me gustaría ver al señor Standart por un minuto...

—Veré si puede recibirlo —contestó ella entrando en la oficina.

Un minuto más tarde el mismo señor Standart salió. Sonrió y sus ojos se encontraron con los míos mientras me extendía la mano.

—Qué bueno que hayas pasado por aquí y hayas venido a verme —dijo—. ¿Cómo van las cosas para ti en Yale?

Tan pronto como terminamos las cortesías, le dije:

—Señor Standart, necesito un trabajo. Me está costando

muchísimo hallar uno. He estado buscando todos los días durante dos semanas y no he podido encontrar nada.

—¿De veras? ¿Trataste con la oficina de personal aquí?

—No conseguí ningún trabajo allí tampoco —le dije.

—Pues bien, veremos qué podemos hacer.

Él levantó el teléfono y oprimió unos cuantos botones mientras yo miraba alrededor de su gigantesca oficina. Era justo como los fabulosos conjuntos de suites ejecutivas que he visto en la televisión.

No oí el nombre de la persona con quien hablaba, pero sí el resto de sus palabras. «Estoy mandando a tu oficina a un joven. Se llama Ben Carson. Búscale un trabajo».

Eso fue todo. Ninguna orden rotunda, sino solo una instrucción de un hombre que tenía autoridad para hacerlo.

Después de agradecerle, volví a la oficina de personal. Esta vez el mismo director de personal habló conmigo.

—No necesitamos a nadie, pero quizás podamos ponerte en el salón de correspondencia —dijo.

—Cualquier cosa —le indiqué—. Necesito un trabajo por el resto de las vacaciones.

El trabajo resultó muy divertido, ya que tenía que conducir por toda la ciudad con el fin de entregar y recoger cartas y paquetes.

Existía solo un problema: el empleo no pagaba lo suficiente a fin de que pudiera ahorrar algo para la universidad. Después de tres semanas, di mi siguiente paso de acción. Decidí que tenía que renunciar y buscar otro trabajo que pagara mejor. «Después de todo», dije para reforzar mi decisión, «esto funcionó con el señor Standart». Así que me fui al Departamento de Transporte para hablar con Carl Seufert.

Nos encontrábamos ya casi a fines de junio y toda vacante estaba llena, por lo que parecía bastante audaz de mi parte intentarlo, pero lo hice a pesar de todo.

Fui directamente a la oficina del señor Seufert, y él dedicó un tiempo para hablar conmigo. Después de oír mi relato de las vacaciones, me dijo: «Ben, para un individuo como tú siempre hay trabajo». Él era el supervisor general de las cuadrillas de construcción de carreteras, pero también de la limpieza y el mantenimiento de las mismas. «Puesto que todos los trabajos de supervisión están ocupados», dijo, «tendremos que crear un empleo para ti». Se detuvo, pensó por unos segundos, y luego añadió: «Simplemente tenemos que organizar otra cuadrilla y darte un trabajo».

Eso fue justo lo que el señor Seufert hizo. Usando la creatividad y un poco de intrepidez, conseguí de nuevo mi antiguo empleo. Usé el mismo método con mi nueva cuadrilla de seis hombres, y resultó igual de eficiente que el verano anterior.

Con frecuencia veía a Carl Seufert al salir del trabajo o él nos visitaba en nuestro sitio de labores. Siempre dispuso de un tiempo para conversar conmigo. «Ben», me dijo más de una vez, «tú eres un buen hombre. Somos afortunados de tenerte».

En una ocasión puso su brazo sobre mis hombros y comentó: «Solo sé tú mismo. Puedes lograr cualquier cosa que quieras en el mundo». Mientras le escuchaba, este hombre empezaba a parecérseme a mi madre, y me encantó oír sus palabras. «Ben, eres un hombre de talento y puedes hacer cualquier cosa. Pienso que harás grandes cosas. Me alegro de conocerte».

Siempre recuerdo sus palabras.

Al año siguiente, en 1972, trabajé en la línea de ensamblaje para la Compañía de Automóviles Chrysler ensamblando guardabarros. Todos los días iba a trabajar y me concentraba en hacer lo mejor posible. Algunos pueden hallar esto difícil de creer, pero a pesar de tener solo tres meses en el empleo, recibí un reconocimiento y fui promovido. Hacia el final de las vacaciones, me ascendieron para inspeccionar las rejillas que van en las ventanas traseras de los modelos deportivos. Me tocó conducir algunos de los coches cuando salían de la línea final hacia el lugar donde los estacionábamos para su transporte a los salones de exhibición. Me gustaron las cosas que hice en Chrysler. Todos los días que estuve allí confirmaron lo que ya había pensado.

Esas vacaciones aprendí una lección valiosa… una que nunca olvidaré. Mi madre me había dado palabras de sabiduría, pero al igual que muchos, le presté poca atención. Ahora sabía por experiencia propia que ella tenía razón: No importa la clase de trabajo que hagamos ni el tiempo que llevemos en él, y esto es cierto incluso para un empleo durante las vacaciones. Si uno trabaja duro y hace lo mejor, recibe el reconocimiento y logra avanzar.

Aunque lo expresara de una manera algo diferente, mi madre me había dado el mismo consejo. «Bennie, en realidad no importa de qué color eres. Si eres bueno, te reconocerán, porque aunque la gente tenga prejuicios, querrá lo mejor. Tú tan solo tienes que hacer como el objetivo de tu vida ser el mejor».

Supe que ella tenía toda la razón.

■ ■ ■

La falta de dinero me atormentó de forma reiterada en mis años universitarios. No obstante, dos experiencias durante mis estudios en Yale me recordaron que Dios me cuidaba y siempre proveía para mis necesidades.

Primero, aunque siempre tenía muy poco dinero mientras cursaba mi segundo año, en un momento de repente me quedé sin nada… no tenía ni siquiera lo suficiente para pagar el pasaje de autobús a fin de ir y regresar de la iglesia. Sin que importara cómo viera la situación, no tenía ninguna perspectiva de que llegara algo por lo menos en un par de semanas.

Ese día caminé solo por el plantel, lamentándome de mi situación, cansado de nunca tener dinero suficiente para comprar todo lo que necesitaba; cosas sencillas como crema dental o estampillas de correo. «Señor», oré, «por favor, ayúdame. Por lo menos dame lo del pasaje del autobús para ir a la iglesia».

Aunque había estado caminando sin rumbo fijo, alcé la vista y me di cuenta de que estaba justo fuera de la Capilla Battell en el plantel antiguo. Al acercarme al estacionamiento de bicicletas, miré hacia el suelo. Un billete de diez dólares yacía arrugado en el suelo como a un metro de mí.

«Gracias, Dios», dije al recogerlo, casi sin creer que tenía dinero en las manos.

Al año siguiente, me hallé en la misma situación: no tenía ni un centavo encima ni ninguna expectativa de recibir algo. Naturalmente, crucé el plantel hasta la capilla para buscar un billete de diez dólares. No hallé nada.

Sin embargo, la falta de fondos no era mi única preocupación en ese momento. El día anterior me habían informado que «alguien había quemado de modo inadvertido» los exámenes finales de la clase de psicología, «Percepciones 301». Aunque había hecho el examen dos días antes como todos los estudiantes, tenía que repetirlo. Así que yo, junto con otros ciento cincuenta estudiantes, fuimos al auditorio designado para realizarlo.

Tan pronto como recibimos los exámenes, la profesora salió del salón. Antes de que tuviera la oportunidad de leer la primera pregunta, oí un gruñido detrás de mí.

«¿Están bromeando?», susurró alguien con fuerza.

Al contemplar las preguntas, tampoco pude creerlo. Eran increíblemente difíciles, si acaso no imposibles de contestar. Cada una de ellas se refería a un tema que deberíamos haber sabido por las clases, pero estaban tan intrincadas que pensé que un psiquiatra brillante habría tenido dificultades con algunas de las mismas.

«Olvídate», oí que le decía una muchacha a otra. «Volvamos a estudiar esto. Podemos decir que no leímos la notificación. Luego, cuando lo repitan, estaremos listas». Su amiga convino, y las dos se escurrieron en silencio del auditorio.

De inmediato, otros tres recogieron sus papeles. Varios más también se escabulleron. A los diez minutos de haber empezado el examen, solo quedábamos como cien. Pronto la mitad de la clase se había ido, y el éxodo continuó. Nadie entregó el examen antes de irse.

Yo seguí trabajando mientras pensaba: *¿Cómo pueden esperar que sepamos esto?* Haciendo una pausa para mirar a mi alrededor, conté a siete estudiantes aparte de mí que todavía se encontraban tratando de contestar las preguntas.

A la media hora del momento en que empezó el examen, era el único que quedaba en el salón. Al igual que los demás, me sentía tentado a macharme, pero había leído la notificación, así que no podía mentir y decir que no lo había hecho. Todo el tiempo escribía mis respuestas y oraba para que Dios me ayudara a hacerlo bien. En cierto momento, dejé de prestarle atención a las pisadas de los que se iban.

De pronto, la puerta del salón de clases se abrió de manera estruendosa, interrumpiendo mi concentración. Al darme la vuelta, mi mirada se encontró con la de la profesora. Al mismo tiempo, me percaté de que no había nadie más en el auditorio batallando para responder las preguntas. La profesora se acercó, y con ella se encontraba una fotógrafa del *Daily News* de Yale, la cual se detuvo y me tomó una fotografía.

—¿Qué sucede? —pregunté.

—Es una broma —dijo la profesora—. Queríamos ver quién es el estudiante más honesto de la clase —sonrió de nuevo—. Y ese eres tú.

La profesora entonces hizo algo incluso mejor. Me dio un billete de diez dólares.

Capítulo diez

Un paso serio

—Siempre me han llamado Candy —dijo—, pero ni nombre es Lacena Rustin.

Por un momento la miré con fijeza, embrujado por su sonrisa.

—Encantado de conocerte —respondí.

Ella era una de las estudiantes de primer año que conocí ese día en el Club Campestre Grosse Pointe. Muchos de los ciudadanos más ricos de Michigan vivían en Grosse Pointe, y los turistas a menudo venían para admirar las casas de los Ford y los Chrysler. Yale estaba ofreciendo una recepción para los nuevos estudiantes, y yo, junto con otros estudiantes de clases superiores, asistimos para darles la bienvenida a los estudiantes de Michigan. Hubiera sido muy significativo para mí haber tenido algunas conexiones cuando partí por primera vez a la universidad lejos de casa, por eso me encantaba conocer y ayudar a los nuevos estudiantes siempre que podía.

Candy era bonita. Recuerdo haber pensado: *Es una muchacha preciosa.* Tenía una exuberancia que me gustó. Era alegre y parecía estar en todo lugar, hablando con este y con el otro. Se reía con facilidad, y durante los pocos minutos en que conversamos, hizo que me sintiera bien.

Con un metro setenta de estatura, era como unos veinte centímetros más baja que yo. Su cabello se revolvía alrededor de su cara según el popular estilo africano, pero sobre todo, me atrajo su personalidad entusiasta. La admiré desde el comienzo, tal vez porque tiendo a ser callado e introspectivo, mientras que ella era muy extrovertida y amigable.

En Yale, algunos amigos mutuos a menudo me decían: «Ben, debes salir con Candy». Más tarde, descubrí que los ami-

94

gos le decían a ella: «Candy, tú y Ben Carson deben salir juntos. Parecen hechos el uno para el otro».

Aunque estaba empezando mi tercer año de la universidad cuando nos conocimos, definitivamente no estaba listo para el amor. Con mi falta de recursos económicos, mi única meta era llegar a ser médico; y con los largos años de estudio e internado que tenía por delante, enamorarme era lo último que me cruzaba por la mente. Había avanzado demasiado como para desviarme de mi objetivo por un romance. Otro factor entró en juego también. Soy más bien tímido y no había salido mucho con chicas. Lo había hecho en grupos pequeños y de vez en cuando con alguna muchacha, pero nunca había tenido alguna relación seria. Y tampoco planeaba tener una en ese entonces.

Una vez que empezaron las clases, veía a Candy en ocasiones, ya que ambos estábamos en el programa de preparación para la carrera de medicina.

—Hola —le decía—. ¿Cómo te va en las clases?

—Fantástico —contestaba ella por lo general.

—¿Te estás ajustando bien entonces? —le pregunté la primera vez.

—Pienso que estoy sacando solo calificaciones sobresalientes.

Mientras conversábamos, pensé: *Esta muchacha debe ser en realidad inteligente.* Y lo era.

Quedé incluso más asombrado cuando me enteré de que tocaba el violín en la Sinfónica de Yale y la Sociedad Bach, una posición que no es para cualquiera que pueda tocar un instrumento. Sus padres eran músicos de primera clase. Conforme pasaban las semanas y los meses, aprendí cada vez más cosas interesantes sobre ella. El hecho de que tuviera talento musical y supiera de música clásica nos dio un tema para conversar cuando nos cruzábamos aquí y allá en el plantel.

Sin embargo, Candy era tan solo otra estudiante universitaria y una persona muy agradable, y yo no sentía emociones en particular cálidas hacia ella. O tal vez, con mi cabeza en los libros y mi vista puesta en la facultad de medicina, no podía permitirme considerar cómo me sentía en realidad con relación a la brillante y talentosa Candy Rustin.

Por el tiempo en que ella y yo empezamos a hablar más a menudo y durante períodos más largos, la iglesia de New Haven a la que asistía necesitaba una organista.

En mis conversaciones con ella, había mencionado varias veces al director de nuestro coro, Aubrey Tompkins, ya que él representaba una parte importante de mi vida. Después que me uní al coro de la iglesia, Aubrey venía a recogerme los viernes por la noche para el ensayo. Durante mi segundo año, mi compañero de habitación, Larry Harris, que también era adventista, se unió al coro. Los sábados por la noche, Aubrey nos llevaba a menudo a Larry y a mí a su casa, y así llegué a conocer también a su familia. En otras ocasiones nos llevaba a pasear por New Haven.

Siendo un fanático de la ópera, Aubrey me invitó varias veces para que lo acompañara los sábados por la noche a la Ópera Metropolitana de Nueva York.

—Oye, Candy —le dije un día—, se me acaba de ocurrir algo. Tú eres música. Nuestra iglesia necesita una organista. ¿Qué piensas? ¿Te interesaría el trabajo? Sé que a la organista le pagan, pero no sé cuánto.

Ella ni siquiera titubeó.

—Seguro —dijo—, me gustaría intentarlo.

Entonces me detuve ante otro pensamiento repentino.

—¿Será que puedes tocar la música? Aubrey nos da cosas difíciles.

—Pienso que puedo tocar cualquier cosa si practico —contestó.

Así que le hablé de Candy a Aubrey Tompkins. «¡Fantástico!», respondió él. «Dile que venga para una prueba».

Candy asistió a la siguiente práctica del coro y tocó el enorme órgano eléctrico. Lo hizo bien, y me alegré de verla allí, pero en realidad el violín era su instrumento. Podía tocar cualquier cosa compuesta para el violín. Y aunque Candy había tocado el órgano en la ceremonia de graduación del bachillerato, no había tenido mucha oportunidad de seguir practicando. Ella no tenía ni idea de que a Aubrey Tompkins le gustaba darnos cosas tan complejas, en particular de Mozart, y no estaba a la altura de tal cometido en el órgano.

Aubrey la dejó tocar durante unos pocos minutos y luego le dijo de forma bondadosa:

—Mira, querida, ¿por qué no cantas en el coro?

Ella podía haber sentido que herían sus sentimientos, pero Candy tenía suficiente confianza en sí misma como para aceptar las cosas tal como eran. Siendo una experta en el violín, el órgano no era su instrumento principal.

—Está bien —dijo—. Pienso que no soy muy buena en el órgano.

Así que Candy fue hasta donde estábamos nosotros cantando y se nos unió. Tenía una voz encantadora de contralto, y quedé encantado de que nos acompañara. Ella fue una magnífica adición al coro. Todos la quisieron desde esa primera noche, y debido a que le gustó cantar con nosotros, la Iglesia Monte Sión fue la iglesia de Candy también desde ese momento.

Ella no era demasiado religiosa ni hablaba mucho de las cosas espirituales. Es más, no tenía un trasfondo bíblico significativo, pero se mostraba dispuesta y estaba lista para aprender.

Después que empezó a asistir a nuestra iglesia, se matriculó en unas clases bíblicas especiales que duraban desde octubre hasta marzo. Yo solía ir con ella una o dos noches a la semana, aprendiendo bastante en cuanto a Biblia y disfrutando a la vez de su compañía.

Cuando Candy reflexiona sobre su peregrinaje espiritual, dice que siempre sintió hambre de Dios. Sin embargo, ¿qué fue diferente para ella en la iglesia adventista? «Las personas», afirma. «Con su amor me atrajeron a la fe».

Su familia pensaba que era extraño que se uniera a unos cristianos que asisten a la iglesia el sábado. No obstante, a la larga no solo aceptaron su decisión, sino que la madre de Candy también llegó a ser una adventista activa.

■ ■ ■

Candy y yo pronto nos habituamos a reunirnos después de clases. Caminábamos juntos por el plantel y de vez en cuando íbamos a New Haven.

Ella estaba empezando a gustarme muchísimo.

Justo antes del Día de Acción de Gracias de 1972, cuando estaba en mi último año en Yale y Candy cursaba su segundo año, la oficina de admisión pagó nuestros gastos para que fuéramos a buscar candidatos en las secundarias del área de Detroit. Nos dieron un presupuesto, así que renté un coche pequeño y con nuestro dinero adicional pudimos comer en varios restaurantes buenos. Éramos solo los dos, y pasamos un tiempo maravilloso.

Disfrutamos muchos momentos juntos, y poco a poco me percaté de la realidad de que en verdad me gustaba bastante, más de lo que me había dado cuenta, más de lo que cualquier muchacha me hubiera gustado jamás.

Yale nos había seleccionado a Candy y a mí para que entrevistáramos a los estudiantes que tenían un puntaje combinado en el SAT de por lo menos mil doscientos. Después de ir a todas las secundarias del interior de Detroit, no hallamos ni a un solo alumno que tuviera ese puntaje combinado en ese examen. Para entrevistar a algún estudiante, Candy y yo tuvimos que visitar lugares en comunidades más prósperas como Bloomfield Hills y Grosse Pointe. Allí hallamos una abundante cantidad de estudiantes para entrevistar que querían hablar acerca de asistir a Yale, pero no logramos hallar a ningún estudiante minoritario.

En el viaje, Candy conoció a mi madre y a algunos de mis amigos. Como consecuencia, acabamos quedándonos en Detroit más tiempo del que habíamos planeado. Tenía que devolver el auto rentado en la agencia a las ocho de la mañana del día siguiente, lo cual significaba que tendríamos que conducir sin detenernos desde Detroit hasta New Haven.

Estaba haciendo frío. Una ligera nevada había caído el día anterior, aunque la nieve en su mayor parte ya se había derretido. Desde que salimos de Yale diez días atrás, no había dormido de manera adecuada ni una sola noche debido a nuestro trabajo y a que quería pasar tiempo con mis amigos.

«No sé si podré mantenerme despierto», le dije a Candy bostezando. La mayor parte del viaje sería a través de las autopistas interestatales, lo que lo hacía incluso más monótono.

Candy y yo más tarde discrepamos en cuanto a la contestación que ella me dio. Pensé que me había dicho algo como: «No te preocupes, Ben. Te mantendré despierto». Ella no había dormido más que yo. Así que lo que me dijo fue: «No te preocupes, Ben, te mantendrás despierto».

Empezamos el regreso hacia Connecticut. En ese entonces, el límite de velocidad era ciento doce kilómetros por hora, pero debí acercarme a los ciento cuarenta. ¿Y qué podía haber sido más aburrido para mi cuerpo privado de sueño que el contemplar interminables señales divisorias que relampagueaban en una noche oscura y sin luna?

Para cuando cruzamos la frontera hacia Ohio, Candy se había quedado dormida y yo no tuve el valor de despertarla. Aunque habíamos pasado un tiempo maravilloso, los días lejos de la escuela habían sido duros para ambos, y pensé que tal vez ella podía descansar un par de horas para luego estar plenamente despierta y tomar el volante.

Como a la una de la mañana, el auto avanzaba a toda velocidad por la Interestatal 80 y recuerdo haber visto al pasar un letrero que indicaba que nos acercábamos a Youngstone, Ohio. Con las manos apoyadas en el volante, el automóvil volaba como a ciento cuarenta kilómetros por hora. La calefacción encendida en bajo nos mantenía confortablemente abrigados. Había pasado como media hora o más desde que viera a algún otro vehículo. Me sentía tranquilo, con todo bajo control. Sin embargo, también me sumergí en un confortable sueño. Las vibraciones del auto golpeando las señales luminosas de metal que separan los carriles me despertaron de forma brusca. Mis ojos se abrieron mientras las llantas delanteras alcanzaban el arcén de grava. El auto se salió de la carretera, con los faros penetrando en la oscuridad de una profunda quebrada. Quité el pie del acelerador, empuñé el volante, y le di vuelta hacia la izquierda con fuerza.

En esos segundos repletos de acción, mi vida relampagueó ante mis ojos. Le he oído decir a la gente que una revisión en cámara lenta de la vida cruza por la mente de uno justo antes de morir. *Este es un preludio de la muerte*, pensé. *Voy a morir.* Un panorama de experiencias que iban desde mi niñez temprana hasta el presente cruzó por mi pensamiento. *Eso es. Este es el fin.* Las palabras se mantenían retumbando en mi cabeza.

Yendo a esa velocidad, el auto debería haberse volcado, pero algo extraño sucedió. Debido a que corregí demasiado el volante, el auto se puso a girar como un trompo. Solté el timón, con mi mente concentrada en alistarme para morir.

De forma abrupta, el vehículo se detuvo en plena mitad del carril, en la dirección correcta y con el motor todavía funcionando. Casi sin darme cuenta de lo que estaba haciendo, mis manos temblorosas hicieron girar poco a poco el volante y dirigí el auto hacia la orilla. Un segundo después, un camión de dieciocho ruedas pasó tronando velozmente por ese mismo carril.

Apagué el motor y permanecí callado tratando de respirar de nuevo con normalidad. Mi corazón palpitaba como a doscientos latidos por minuto. «¡Estoy vivo!», me mantenía repitiendo. «Alabado sea el Señor. No puedo creerlo, pero estoy vivo. Gracias, Dios, sé que tú nos has salvado la vida».

Candy debió estar de verdad muy cansada, pues siguió durmiendo como si nada hubiera ocurrido. Sin embargo, mi voz la despertó de su sueño y abrió los ojos.

—¿Por qué te detienes aquí? ¿Se dañó el automóvil?

—No se ha dañado —comenté—. Vuelve a dormirte.

No obstante, tuvo que notar algo extraño en mi voz, porque me dijo:

—No seas así, Ben. Lamento que me haya quedado dormida. Esa no era mi intención.

Respiré hondo.

—Todo está bien —le aseguré, sonriéndole en medio de la oscuridad.

—No todo está bien si no estamos avanzando. ¿Qué sucede? ¿Por qué nos detuvimos?

Estiré la mano y encendí el motor.

—Ah, solo se trata de un breve descanso —dije como si nada mientras empezaba a acelerar y regresaba a la carretera.

—Ben, por favor…

Con una mezcla de temor y alivio, dejé que el coche se detuviera bien adentro de la orilla y apagué el motor.

—Está bien —dije suspirando—. Me quedé dormido…

Mi corazón todavía latía de prisa y mis músculos estaban tensos entretanto le contaba lo que había sucedido.

—Pensé que íbamos a morir —concluí.

Casi ni pude decir las últimas palabras en voz audible. Candy estiró el brazo y puso su mano sobre la mía.

—El Señor nos preservó la vida. Él tiene planes para nosotros.

—Lo sé —dije, sintiendo tanta certeza por ese hecho como ella.

Ninguno de los dos durmió durante el resto del viaje. Hablamos todo el tiempo de modo fluido y natural.

En cierto punto, Candy me preguntó:

—Ben, ¿por qué siempre me tratas tan bien? Como esta noche. En realidad, me quedé dormida cuando debí estar despierta y mantenerme conversando contigo.

—Pues bien, solo soy un buen tipo.

—Eres más que eso, Ben.

—Ah, me gusta tratar bien a las estudiantes universitarias de segundo año de Yale.

—Ben, en serio.

Las primeras pinceladas violetas pintaban el horizonte. Miré derecho hacia delante, con ambas manos en el volante. Algo nada peculiar se agitó en mi pecho mientras Candy insistía.

—¿Por qué? —dije, resultándome difícil dejar de bromear y permitir que la máscara cayera para pronunciar las palabras en sí—. Pienso que es porque te quiero. Creo que te quiero mucho.

—Yo también te quiero mucho, Ben. Más que a cualquiera que haya conocido jamás.

No respondí, pero reduje la velocidad del auto, salí del carril, y me detuve. Me llevó solo un momento abrazarla y besarla. Fue nuestro primer beso. De alguna manera, sabía que también me besaría.

Éramos dos chiquillos ingenuos y ninguno sabía gran cosa en cuanto a tener citas o mantener un romance. No obstante, ambos sabíamos una cosa: nos amábamos.

Desde entonces, Candy y yo fuimos inseparables y pasamos juntos todo minuto posible. De forma extraña, nuestra creciente relación no me distrajo de mis estudios. Tener a Candy a mi lado, siempre animándome, hizo que tomara la decisión de trabajar más duro.

Candy tampoco se distrajo de sus estudios. Ella seguía una especialización triple, con cursos suficientes para música, psicología y premedicina. Más adelante, dejó la especialidad de preparación para la carrera de medicina a fin de concentrarse en su música. Candy es una de las personas más brillantes que conozco, resultando muy buena en todo lo que emprende.[*]

■ ■ ■

Un problema que fastidiaba a muchos en el programa de preparación para la carrera de medicina era lograr la admisión en la facultad de medicina después de la universidad. El sistema para la educación médica requiere que los estudiantes pasen cuatro años obteniendo un título universitario básico, y entonces, si son aceptados en la facultad, deben someterse a otros cuatro años de capacitación intensiva.

«Si no logro ser admitido en la facultad de medicina», me dijo uno de mis compañeros varias veces, «solo habré estado desperdiciando todo este tiempo».

---

[*] No fue sorpresa para mí que, durante su último año en la Orquesta Sinfónica de Yale, Candy tocara en el estreno europeo de la ópera moderna *Mass*, del talentoso Leonardo Bernstein. Ella en realidad tuvo la oportunidad de conocerlo en Viena.

«No sé si lograré la admisión en Stanford», me comentó otro compañero después haber enviado su solicitud. «O en alguna otra universidad», añadió.

Aunque algún otro mencionó una universidad diferente, todos se preocupaban de forma básica por lo mismo. Yo rara vez participaba de lo que llamaba histeria, pero este tipo de charla tenía lugar a menudo, en especial durante nuestro último año. En cierta ocasión, cuando esta histeria estaba teniendo lugar, uno de mis amigos me preguntó:

—Carson, ¿tú no te preocupas?

—No —dije—. Yo iré a la Facultad de Medicina de la Universidad de Michigan.

—¿Cómo puedes estar tan seguro?

—En realidad es sencillo. Mi Padre es dueño de la universidad.

—¿Oyeron eso? —le gritó él a otro compañero—. El viejo de Carson es dueño de la Universidad de Michigan.

Varios estudiantes quedaron impresionados. Y era obvio, pues venían de familias en extremo adineradas. Sus padres eran dueños de grandes industrias. A decir verdad había estado bromeando, y tal vez no estaba jugando limpio. Sin embargo, como creyente creo que Dios, mi Padre celestial, no solo creó el universo, sino que lo controla. Y por extensión, Dios es dueño de la Universidad de Michigan y todo lo demás.

Nunca les di una explicación.

Al graduarme en 1973 en Yale, acabé con un puntaje promedio bastante respetable, aunque no estaba entre los primeros lugares de la clase. No obstante, sabía que había hecho lo mejor que podía y realizado el máximo esfuerzo. Estaba satisfecho.

Dejando a un lado las bromas, no tenía dudas de que me aceptarían en la Universidad de Michigan, Ann Arbor, en la facultad de medicina. Envié mi solicitud allá, y puesto que estaba tan convencido de que Dios quería que fuera médico, estaba seguro de que me aceptarían. Varios de mis amigos escribieron a media docena de facultades de medicina a fin de esperar que alguna los aceptara. Hubo dos razones para que solicitara mi admisión solo allí y en otras pocas. Primero, aquella universidad estaba en mi estado de residencia, lo que quería decir que los gastos de colegiatura serían mucho menores durante los próximos cuatro años. Segundo, la Universidad de Michigan tenía la reputación de ser una de las mejores de la nación.

También solicité la admisión para Johns Hopkins, la facultad de medicina de Yale, la Estatal de Michigan y la Estatal Wayne. Mi aceptación en la Universidad de Michigan llegó muy temprano, así que de inmediato retire las demás. A Candy todavía le faltaban dos años en Yale cuando empecé los estudios de medicina, pero hallamos maneras de buscar el tiempo y reunirnos. Nos escribíamos a diario. Incluso hoy ambos tenemos cajas llenas de cartas de amor que guardamos.

Cuando podíamos darnos ese lujo, usábamos el teléfono. Una vez la llamé a Yale y no sé lo que sucedió, pero a ninguno de los dos nos fue posible dejar de hablar. Tal vez ambos nos sentíamos muy solos. Quizás los dos sabíamos que estábamos teniendo dificultades serias. Tal vez solo necesitábamos estar juntos, mantenernos en contacto cuando nuestras vidas estaban tan distantes. Así que hablamos durante seis horas seguidas. Ese momento no me importó. Amaba a Candy, y cada segundo de aquella llamada era precioso.

Al día siguiente, empecé a preocuparme por cómo pagaría la cuenta del teléfono. En una carta bromeé acerca de tener que pagar la factura por cuotas a lo largo de mi carrera médica. Me preguntaba qué podría hacerle la compañía de teléfonos a un estudiante de medicina pobre que tenía incluso menos dinero que sentido común.

Seguí esperando y temiendo el día en que en realidad llegara la factura. De forma muy extraña, la llamada de seis horas nunca apareció. De todas maneras, no habría podido pagarla —ciertamente no la cantidad entera— así que confieso que no investigué la razón. Como Candy y yo comentamos después, nuestra teoría fue que la compañía de teléfonos consideró la duración de la llamada y algún ejecutivo decidió que nadie podía en verdad hablar todo ese tiempo.

Las vacaciones entre la graduación de la universidad y los estudios de medicina me llevaron de vuelta a mi vieja rutina de buscar un trabajo. Y como había experimentado antes, no podía conseguir nada. Esta vez había empezado a hacer contactos desde la primavera, tres meses antes de graduarme. Sin embargo, Detroit estaba en plena depresión económica y muchos empresarios decían: «¿Darte trabajo? Ahora mismo estamos despidiendo gente».

En ese tiempo, mi madre estaba cuidando a los niños de la familia Sennet. El señor Sennet era presidente de Sennet Steel. Después de oír mi triste historia, mi madre le habló a su patrono acerca de mí.

—Él de verdad necesita un trabajo —le dijo—. ¿Habría alguna manera en que usted pudiera ayudarlo?»

—Seguro —le contestó—. Me encantará ofrecerle un empleo a tu hijo. Dile que venga a verme.

Él me contrató. Y fui el único en Sennet Steel con un trabajo durante las vacaciones. Para mi sorpresa, mi supervisor me enseñó cómo operar la grúa, un trabajo de mucha responsabilidad, porque consistía en levantar planchas de acero que pesaban varias toneladas. Ya sea que se diera cuenta o no, el operador requería de una buena comprensión de la física para poder visualizar lo que estaba haciendo mientras bajaba el mástil de la grúa hasta el acero. Era preciso recoger los enormes montones de una manera específica para impedir que las planchas se bambolearan. Luego el operador movía el mástil para depositar el acero en los camiones que estaban estacionados en un espacio muy estrecho.

En algún punto durante ese período me percaté con agudeza de una capacidad desusada —un don divino, pienso—una extraordinaria coordinación entre el ojo y la mano. Estoy convencido de que Dios nos da a todos los dones, esas capacidades especiales que tenemos el privilegio de cultivar para que nos ayuden a servirle a él y la humanidad. El don de la coordinación del ojo y la mano ha sido un talento invaluable en la cirugía. Este don va más allá de la coordinación entre la mano y el ojo, abarcando la capacidad de comprender las relaciones físicas, de pensar en tres dimensiones. Los buenos cirujanos deben entender las consecuencias de cada acción, ya que a menudo no pueden ver lo que está sucediendo al otro lado del área en que en realidad están trabajando.

Algunos tienen el don de la coordinación física. Estas son las personas que llegan a ser astros olímpicos. Otros pueden cantar de forma hermosa. Algunos tienen un oído natural para los idiomas o una aptitud especial para las matemáticas. Conozco individuos que parecen atraer a los amigos, que tienen la capacidad singular de hacer que la gente se sienta bienvenida y parte de la familia.

Por alguna razón, puedo «ver» en tres dimensiones. En realidad, parece increíblemente sencillo. Tan solo es algo que puedo hacer. Sin embargo, muchos médicos no tienen esta capacidad natural. Y algunos, incluyendo a varios cirujanos, nunca aprenden esta destreza. Aquellos que no captan esto no se destacan como cirujanos, encontrando problemas de forma frecuente y luchando con las complicaciones.

Me di cuenta de esta capacidad por primera vez cuando un compañero en Yale me la señaló. Él y yo solíamos jugar futbolín, y aunque nunca lo había practicado antes, casi desde la primera lección lo hice con rapidez y facilidad. No me daba cuenta en ese entonces, pero tal cosa se debió a esta capacidad. Cuando visité Yale principios de 1988, conversé con un antiguo compañero de clases que formaba parte del personal de allí. Riéndose, me contó que había sido tan bueno en el juego que después le llamaron a varias maniobras «las jugadas de Carson».

Durante mis estudios en la facultad de medicina y los siguientes años, me di cuenta del valor de esta habilidad. Para mí, es el talento más significativo que Dios me ha dado, y la razón por la que la gente a veces dice que tengo manos prodigiosas.

■ ■ ■

Después del primer año en la facultad de medicina, tuve un trabajo durante las vacaciones como técnico radiólogo. Tomaba radiografías. Este fue el único verano libre que tuve desde entonces. Me encantó porque aprendí mucho sobre los rayos X, cómo funcionaban y de qué manera usar el equipo. No me di cuenta en ese momento, pero esto me sería muy útil después en la investigación.

La administración de la facultad de medicina les ofrecía a algunos estudiantes de último año seleccionados oportunidades como instructores, y para mi último año mi rendimiento era bastante bueno, recibiendo tanto honores académicos como recomendaciones durante mis rotaciones clínicas. En cierto punto, enseñé diagnóstico físico a los estudiantes de primero y segundo año. En las noches llegaban para que practicáramos. Aprendimos a escuchar los sonidos de nuestros corazones y pulmones, por ejemplo, así como también a probar los reflejos. Fue una experiencia increíblemente buena, y el empleo me obligó a trabajar duro para estar listo para mis estudiantes.

■ ■ ■

Sin embargo, no había comenzado encabezando la lista de los mejores alumnos de mi clase. Durante el primer año en la facultad de medicina mi desempeño resultó ser solo promedio. Ahí fue que me percaté de la importancia de un aprendizaje verdaderamente profundo. Solía asistir a las conferencias sin captar gran cosa de ellas, en particular cuando el que hablaba era aburrido. Así que no aprendí mucho tampoco.

Para mí, lo que dio resultado fue estudiar a cabalidad los libros de texto de cada curso. Durante mi segundo año fui a menos conferencias. Casi siempre me levantaba cerca de las seis de la mañana y revisaba una y otra vez los libros de texto hasta que sabía todo concepto y detalle al respecto. Algunos individuos emprendedores tomaban muy buenas notas de las conferencias y luego las vendían por muy poco dinero. Yo era uno de los que las compraban, y las estudiaba tan bien como los libros de texto.

Durante mi segundo año, no hice casi ninguna otra cosa que estudiar desde que me despertaba hasta las once de la noche. Para inicios del tercer año, cuando pude trabajar en las salas, me sabía el material hasta con los ojos cerrados.

Capítulo once
Otro paso hacia adelante

Tiene que haber una manera más fácil, pensé mientras observaba al instructor. Siendo un diestro neurocirujano, él sabía lo que estaba haciendo, pero estaba hallando difícil ubicar el agujero oval (que está en la base del cráneo). La mujer a la que estaba operando padecía de neuralgia del trigémino, una dolorosa condición facial. «Esto es lo más difícil», dijo el hombre mientras examinaba con una aguja larga y delgada. «Justo ubicar el agujero oval».

Entonces empecé a debatir conmigo mismo. *Tú eres nuevo en neurocirugía, pero ya piensas que lo sabes todo, ¿eh? Recuerda, Ben, que estos individuos han estado haciendo esta cirugía durante años.*

Sí, respondió otra voz interior, *pero eso no quiere decir que lo saben todo.*

Cálmate, llegará un día en que tengas la oportunidad de cambiar al mundo.

Hubiera renunciado a discutir conmigo mismo si no fuera porque no podía dejar de pensar en que debía existir una manera más fácil de hacerlo. Tener que hurgar en busca del agujero oval desperdiciaba un precioso tiempo durante la cirugía. Además, tampoco ayudaba en nada al paciente.

Está bien, genio, encuéntrala. Y eso fue justo lo que hice.

Cursaba mi año clínico en la facultad de medicina de la Universidad de Michigan y me encontraba haciendo mi rotación en neurocirugía. Cada una de estas rotaciones duraba un mes, y fue durante ese período que el cirujano comentó sobre la dificultad de hallar ese pequeño agujero en la base del cráneo.

Después de discutir conmigo mismo por un rato, aproveché las posibilidades que me brindaban los amigos que había hecho en las vacaciones anteriores cuando trabajé como técnico radiólogo. Fui a verlos y les expliqué lo que me preocupaba. Se interesaron y me dieron permiso para ir a su departamento a fin de practicar con el equipo.

Después de varios días de pensar y tratar diferentes cosas, hallé un método sencillo al colocar dos diminutos anillos de metal en el frente y la parte de atrás del cráneo, alineándolos luego de tal manera que el agujero oval estuviera justo entre los mismos. Usando este método, los médicos podrían ahorrarse un montón de tiempo y energía en lugar de hurgar dentro del cráneo.

Razoné de esta manera: Puesto que dos puntos determinan una línea, es posible colocar un anillo fuera de la superficie del cráneo, detrás del área en donde debería estar el agujero oval, y luego poner otro en el frente del cráneo. Al pasar un haz de rayos X a través del cráneo, podía voltear la cabeza hasta que los anillos se alinearan. En ese punto, el agujero caía en el centro.

El procedimiento parecía sencillo y obvio una vez que lo había razonado, pero era evidente que nadie había pensado en eso antes. La verdad es que tampoco se lo comenté a ninguna persona. Estaba pensando en cómo hacer un mejor trabajo, y no me interesaba en impresionar a nadie o mostrarles a mis instructores una nueva técnica.

Por un breve tiempo me atormenté preguntándome: *¿Estoy metiéndome en un nuevo ámbito de cosas que otros todavía no han descubierto? ¿O simplemente estoy pensando en un método que nadie ha considerado antes?* Al final, decidí que había desarrollado un método que me servía, y eso era lo importante.

Empecé a practicar este procedimiento y comprobé en una cirugía real que era mucho más fácil. Después de dos de esas intervenciones les dije a mis profesores de neurocirugía cómo estaba llevando a cabo el procedimiento, y luego se los demostré. El profesor en jefe me observó, movió su cabeza con lentitud y sonrió: «Eso es fabuloso, Carson».

Gracias a Dios, los profesores de neurocirugía no se resintieron por mi idea.[*]

---

[*]Todavía uso este procedimiento, pero he hecho tantas operaciones y desarrollado tal destreza para hallar el agujero oval que no necesito seguir todos esos pasos, ya que sé con exactitud dónde se encuentra.

Más que solo interesarme en la neurocirugía, el campo pronto me intrigó tanto que se convirtió en una compulsión. Tal vez usted haya notado que eso ya me había sucedido antes. *Tengo que saber más*, me encontré pensando. Todo el material que había disponible en forma impresa se volvió un artículo que debía leer. Debido a mi intensa concentración y mi deseo motivador de saber más, empecé sin proponérmelo a destacarme entre los demás internos.

Fue durante mi segunda rotación, en el cuarto año de la facultad de medicina, que llegué a darme cuenta de que sabía más de neurocirugía que los internos y residentes de penúltimo año. Cuando pasábamos visitas como parte del procedimiento de enseñanza, los profesores nos hacían preguntas mientras examinábamos a los pacientes. Si ninguno de los residentes sabía la respuesta, el profesor sin variar se volvía hacia mí. «Carson, a ver si tú se los dices», señalaba.

Afortunadamente, siempre pude hacerlo, aunque todavía era un estudiante. Y por cierto, saber que sobresalía en ese campo me producía en verdad una emoción muy fuerte. Había trabajado duro y procurado adquirir conocimientos profundos, y eso estaba dando resultados. ¿Y por qué no? ¡Si iba a ser médico, debía ser el mejor y más informado que pudiera!

Por ese tiempo, varios de los internos y residentes empezaron a entregarme algunas de sus responsabilidades. Pienso que nunca olvidaré la primera vez que uno me dijo: «Carson, tú sabes mucho, ¿por qué no te llevas el localizador y respondes a las llamadas? Si te tropiezas con algo que no puedas resolver, solo grita. Estaré en el salón de residentes para recuperar algo de sueño».

Se suponía que él no debía hacer eso, por supuesto, pero estaba agotado, y a mí me fascinó tanto tener la oportunidad de practicar y aprender que acepté con entusiasmo. Poco a poco los demás residentes también me entregaron sus localizadores o me encargaron a sus pacientes.

Tal vez se estaban aprovechando de mí, y en cierto sentido era así, pues la responsabilidad adicional significaba un horario más largo y mayor trabajo para mí; pero me encantaba tanto la neurocirugía y tenía tal entusiasmo por participar en las operaciones que hubiera aceptado incluso más tareas si me lo hubieran pedido.

Estoy seguro de que los profesores sabían lo que estaba sucediendo, pero nunca lo mencionaron. Y por cierto, yo tampoco se los diría. Me encantaba ser estudiante de medicina. Era el primero en la fila para encargarme de los problemas, y estaba disfrutando más que nunca en mi vida. Ningún asunto difícil surgió jamás debido a mi carga de trabajo, y mantuve una buena relación con los internos y los residentes. A través de todas estas oportunidades adicionales me convencí de que disfrutaba de esta especialidad más que de cualquier otra cosa que hubiera probado.

A menudo caminaba por las salas pensando: *Si esto es tan grandioso ahora mientras todavía soy estudiante, será incluso mejor cuando termine mi residencia.* Cada día hacía las rondas o iba a las conferencias o al quirófano. Una actitud de entusiasmo y aventura llenaba mis pensamientos, ya que sabía que estaba adquiriendo experiencia e información mientras aguzaba mis destrezas… todas las cosas que me capacitarían para ser un neurocirujano de primera clase.

Por ese entonces me encontraba en cuarto año de medicina, listo para un año de internado y más tarde para hacer mi residencia.

Sin ninguna duda, en el aspecto profesional me dirigía en la dirección correcta. Cuando muchacho había querido ser un médico misionero, pero luego me había inclinado por la psiquiatría. De vez en cuando, como parte de nuestro adiestramiento, los estudiantes observábamos presentaciones de medicina clínica ofrecidas por varios especialistas que hablaban de su campo en particular. Los neurocirujanos fueron los que más me impresionaron. Cuando hablaban y nos mostraban las fotografías de antes y después, captaban mi atención como ninguno de los otros. «Son asombrosos», me decía. «Esos individuos pueden hacer cualquier cosa».

Con todo, la primera vez que contemplé un cerebro humano o vi a unas manos humanas trabajando en ese centro de inteligencia, emoción y movimiento, quedé atrapado. Entonces, dándome cuenta de que mis manos eran firmes y podía de manera intuitiva ver el efecto que las mismas ejercían sobre el cerebro, supe que había descubierto mi llamado. Así que tomé la decisión de que esa sería mi carrera y mi vida.

Todas las facetas de mi profesión se combinaron. Primero, mi predilección por la neurocirugía; segundo, mi creciente interés en el estudio del cerebro; y tercero, la aceptación del talento de la coordinación del ojo y la mano que Dios me había dado, mis manos prodigiosas, las cuales me proporcionaban una habilidad en este campo. Cuando tomé mi decisión por la neurocirugía, me pareció lo más natural del mundo.

En la facultad de medicina, durante nuestro año clínico (el tercero), hacíamos nuestro trabajo de rotación por un mes a la vez, lo que nos daba la oportunidad de experimentar en cada una de las especialidades. Me inscribí y recibí el permiso para hacer dos rotaciones de neurocirugía. Y en ambas ocasiones recibí honores por mi trabajo.

Michigan tenía un programa destacado de neurocirugía y excepto por un incidente casual, me hubiera quedado allí para mi internado y mi residencia. Pienso que la residencia funciona mucho mejor si uno está en el mismo lugar en que realizó el trabajo previo.

Un día oí de casualidad una conversación que cambió la dirección de mis planes. Un instructor, sin darse cuenta de que yo estaba cerca, comentó con otro acerca del jefe de nuestro departamento de cirugía.

—Él ya está a punto de irse.

—¿Piensas que eso va en serio? —preguntó el otro.

—Sin lugar a dudas. Me lo dijo él mismo. Demasiado conflicto político.

Esa conversación al azar me obligó a pensar de nuevo en cuanto a mi futuro en la Universidad de Michigan. El cambio de personal podría dañar de modo severo el programa de residencia.

Cuando un jefe de internos llega a escena, es nuevo, se siente inseguro, y no tiene idea de cuánto tiempo se quedará. Junto con eso, el caos y la incertidumbre reina entre los residentes, las lealtades a menudo están divididas, y tienen lugar cambios en el personal. No quería verme atrapado en tal situación, pues pensaba que podía afectar de forma adversa mi trabajo y mi futuro.

La combinación de esa información y el hecho de que por largo tiempo había admirado el complejo de Johns Hopkins hicieron que decidiera presentar mi solicitud. No tuve ninguna vacilación al enviarla a finales de 1976, ya que sentía que era tan bueno como cualquier otro en ese momento de mi educación. Había sacado excelentes calificaciones y logrado un alto puntaje en los exámenes de la junta nacional. Solo tenía que enfrentar un problema: Johns Hopkins aceptaba únicamente a dos estudiantes al año para la residencia de neurocirugía, a pesar de que recibían un promedio de ciento veinticinco solicitudes.

Envié la mía y a las pocas semanas recibí la maravillosa noticia de que me entrevistarían allí. Eso no me incluía en el programa, pero me abría la puerta. Sabía que la competencia era tan intensa que solo entrevistarían a unos pocos aspirantes.

●●●

Los modales del doctor George Udvarhelyi, jefe del programa de adiestramiento en neurocirugía, me tranquilizaron de inmediato. Su oficina era grande, decorada de manera exquisita con antigüedades. Hablaba con un ligero acento húngaro. El humo de su pipa le proporcionaba una fragancia dulce al salón. Empezó ha hacerme preguntas, y sentí que deseaba en verdad conocer mis respuestas. También percibí que sería justo en su evaluación y su recomendación.

—Dime algo acerca de ti mismo —me pidió, observándome desde el otro lado de su escritorio.

Sus modales eran directos y afectuosos, así que me relajé. Respiré hondo y lo miré a los ojos. ¿Me atrevería a ser yo mismo? *Ayúdame, Señor,* oré. *Si esta es tu voluntad para mí, si este es el lugar en el que sabes que debo estar, ayúdame a dar las respuestas que me abrirán las puertas a esta institución.*

—Johns Hopkins es con certeza mi primera selección —empecé—. Es también mi única decisión. Este es el lugar donde quiero estar para el nuevo año lectivo.

¿Habré dicho esto demasiado fuerte?, me pregunté. *¿Habré sido demasiado sincero en cuanto a lo que quería?* No lo sabía, pero había decidido antes de ir a Baltimore para la entrevista que por encima de todo sería yo mismo, de modo que me aceptarían o no por lo que era, no porque proyectara algún tipo de imagen exitosa o usara la entrevista como una oportunidad de promocionarme a mí mismo.

Después de recibir algunos fragmentos de información acerca de mí, sus preguntas giraron alrededor de la medicina.

—¿Por qué escogiste ser médico? —preguntó, con sus manos apoyadas en su enorme escritorio—. ¿Qué aspiraciones tienes? ¿Cuáles son tus campos primordiales de interés?

Traté de responder con claridad y de modo conciso en cada ocasión. Sin embargo, en algún punto de la conversación hizo una referencia indirecta a un concierto al que había asistido la noche anterior.

—Sí, señor —le dije—. Estuve allí.

—¿Estuviste allí? —preguntó, y pude ver una expresión de sorpresa en su cara—. ¿Te gustó?

—Mucho —dije, añadiendo que el solista de violín no había sido tan bueno como había esperado.

Él se inclinó hacia adelante, con su cara animada, y señaló:

—Pensé lo mismo. Es muy bueno, bueno técnicamente, pero…

No recuerdo el resto de la entrevista, excepto que el Dr. Udvarhelyi se dedicó a hablar de música clásica, conversando durante largo tiempo, tal vez como por una hora, acerca de varios compositores y sus diferentes estilos de música. Pienso que se sorprendió de que este muchacho negro de Detroit supiera tanto de música clásica.

Cuando la entrevista concluyó y salí de su oficina, me pregunté si lo había hecho perder el hilo y si dicha distracción obraría en mi contra. Me consolé al pensar que él había traído a colación el tema y se había mantenido hablando del mismo durante nuestra conversación.

Años más tarde, me contó que había abogado con insistencia para que me aceptaran cuando habló con el doctor Long, el presidente. «Ben», me dijo, «me impresionaron tus calificaciones, los honores y las recomendaciones, así como la manera espléndida en que te condujiste en la entrevista». Aunque no lo mencionó, estoy convencido de que mi interés por la música clásica fue un factor decisivo.

Recordé las horas que le había dedicado al estudio durante el bachillerato a fin de poder competir en el *Tazón Universitario*. De manera irónica, el año en que entré a la universidad el *Tazón Universitario* dejó de trasmitirse. Y más de una vez me reproché por desperdiciar tanto tiempo aprendiendo sobre arte cuando esto sería algo que nunca usaría ni necesitaría.

Sin embargo, aprendí una cosa de esa experiencia. Ningún conocimiento jamás se desperdicia. Debo citar al apóstol Pablo al respecto: «Ahora bien, sabemos que Dios dispone todas las cosas para el bien de quienes lo aman» (Romanos 8:28). El amor que aprendí a sentir por la música clásica ayudó a que Candy y yo nos enamoráramos, y también me ayudó a ser admitido en uno de los mejores programas de neurocirugía de los Estados Unidos. Cuando trabajamos duro para adquirir destrezas y conocimientos en algún campo, vale la pena. En este caso, por lo menos vi cómo en realidad había dado resultados. También pienso que Dios tiene un plan global para la vida de las personas y que los detalles se resuelven en el camino, aunque por lo general no tenemos idea de lo que está sucediendo.

Quedé encantado cuando recibí la noticia de que había sido aceptado en el programa de neurocirugía en Johns Hopkins. Ahora tendría la oportunidad de recibir mi instrucción en el que consideraba el mejor hospital de entrenamiento del mundo.

Las dudas con respecto al campo de la medicina en que debía especializarme se esfumaron. Con una seguridad nacida de una buena madre, el trabajo duro y la confianza en Dios, sabía que sería un buen médico. Y lo que no supiera, lo aprendería. «Puedo hacer cualquier cosa que alguna otra persona pueda hacer», le dije a Candy varias veces.

Tal vez me sentía bastante seguro de mí mismo, pero pienso que no era arrogante ni me consideraba superior. También reconocía las capacidades de otros. No obstante, en cualquier carrera, ya sea que se trate de un reparador de televisores, un músico, una secretaria o un cirujano, el individuo debe creer en sí mismo y sus capacidades. Para lograr nuestro mejor desempeño, se necesita una confianza que diga: «Puedo hacer cualquier cosa, y si no, sé cómo conseguir ayuda».

■ ■ ■

La vida transcurría de forma hermosa para mí en ese tiempo. Me habían otorgado toda una variedad de honores por mi trabajo clínico en la Universidad de Michigan, y ahora estaba empezando la última y tal vez más importante fase de mi educación.

Mi vida privada marchaba incluso mejor. Candy se graduó en Yale en mayo de 1975 y nos casamos el 6 de julio, entre mi segundo y tercer años de la escuela de medicina. Hasta el momento de nuestro matrimonio seguía viviendo con Curtis. Todavía soltero por ese entonces, él había recibido su baja después de cuatro años de servicio en la marina de guerra, matriculándose luego en la Universidad de Michigan para sus estudios universitarios.

Candy y yo rentamos nuestro propio apartamento en Ann Arbor, y ella encontró trabajo con facilidad en la oficina estatal de desempleo. Durante los siguientes dos años, procesó las solicitudes de beneficios por desempleo y sostuvo nuestro hogar mientras yo terminaba mis estudios de medicina.

Fue emocionante mudarnos de la relativamente pequeña ciudad de Ann Arbor a Baltimore. Durante nuestro tiempo allí, Candy trabajó para la Compañía General de Seguros de Connecticut. Debido a su situación temporal, se desempeñó realizando el trabajo regular de oficina. También trabajó durante poco tiempo vendiendo aspiradoras y más tarde obtuvo un empleo en Johns Hopkins como asistente editorial de uno de los profesores de química.

Por dos años, Candy mecanografió artículos para diferentes publicaciones de Johns Hopkins e hizo algo de trabajo editorial. Durante ese mismo período también aprovechó la oportunidad de que estábamos en un mismo lugar y volvió a estudiar.

Puesto que era empleada de la universidad y estaba casada con un residente, Candy podía estudiar gratis. Continuó con sus estudios y obtuvo una maestría en negocios. Luego comenzó a trabajar en el Mercantile Bank and Trust en la administración de fideicomisos.

Por mi parte, trabajé duro como residente en Johns Hopkins. Una de mis metas era mantener una buena relación con todos, porque no creo que las cosas se logran con una sola persona. Cada miembro del equipo es importante y necesita saber que es esencial. Sin embargo, unos pocos de los médicos tendían a ser petulantes, y eso me fastidiaba.

No se molestaban en hablar con la «gente común», como los empleados de las salas o los auxiliares. Esa actitud me preocupaba, y me sentía dolido por esos trabajadores tan dedicados cuando veía que esto sucedía. Nosotros los médicos no podríamos ser eficaces sin el respaldo de los empleados y auxiliares. Desde el principio, me propuse hablar con las personas que eran consideradas inferiores para llegar a conocerlas. Después de todo, ¿de dónde había salido yo? Tuve una buena maestra, mi madre, que me enseñó que las personas son tan solo personas. Sus ingresos o posición en la vida no las hace mejores o peores que los demás.

Cuando tenía algunos minutos libres, charlaba con el personal de las alas y aprendí a conocer los nombres de los que trabajaban con nosotros. En realidad, esto resultó ser una ventaja, aunque no me lo había propuesto. Durante mi residencia, me di cuenta de que algunas de las enfermeras y oficinistas habían permanecido en su trabajo durante veinticinco o treinta años.

Así que debido a su experiencia práctica al observar y trabajar con los pacientes, podían enseñarme mucho. Y así lo hicieron.

También me di cuenta de que se percataban de ciertas cosas que sucedían con los pacientes que yo no tenía manera de saber. Al trabajar de cerca con pacientes específicos, percibían cambios y necesidades antes de que se hicieran obvias. Una vez que me aceptaron, estos trabajadores a menudo poco elogiados me hacían saber en silencio, por ejemplo, en quiénes podía confiar o no. Me informaban cuando las cosas iban mal en la sala. Más de una vez una oficinista, ya de salida después de su turno, se detenía diciéndome: «Ah, de paso…», y me comentaba cierto problema con algún paciente. El personal no tenía obligación de decirle eso a nadie, pero muchos de ellos habían cultivado una capacidad aguda para percibir los problemas, en especial las recaídas y las complicaciones. Y confiaban en que los escucharía y actuaría según sus percepciones.

Tal vez empecé a cultivar una relación más estrecha con el personal porque quería compensar la manera en que algunos de los otros médicos los trataban. No estoy seguro. Sé que detestaba ver que un residente desdeñara una sugerencia de una enfermera. Cuando uno de ellos se desquitaba con una oficinista de la sala por un error sencillo, me sentía mal y me mostraba algo protector hacia la víctima. Después de todo, debido a la ayuda de todos ellos, podía tener una actuación excelente y hacer un buen trabajo.

Hoy trato de recalcar este punto cuando hablo con los jóvenes. «No hay nadie en este mundo que no valga nada», les digo. «Si uno trata bien a los demás, ellos lo tratarán bien a uno. Los mismos individuos que uno halla al subir son los que halla al caer. Además, toda persona que uno encuentra es un hijo o hija de Dios».

En verdad estoy convencido de que ser un neurocirujano exitoso no quiere decir que soy mejor que los demás. Esto significa que soy muy dichoso porque Dios me dio el talento para hacer este trabajo. También creo que debo estar dispuesto a compartir con otros los talentos que poseo.

Capítulo doce
Éxito merecido

La enfermera me miró sin interés cuando me acerqué a su escritorio.

—¿Sí? —preguntó haciendo una pausa con un lápiz en su mano—. ¿A quién vienes a llevarte?

Por el tono de su voz supe de inmediato que pensaba que era un camillero. Llevaba mi uniforme verde, y nada indicaba que era médico.

—No vine a llevarme a nadie —le dije sonriendo.

Me daba cuenta de que los únicos negros que ella había visto en su sala habían sido camilleros. Además, ¿por qué pensaría otra cosa?

—Soy el nuevo interno.

—¿El nuevo interno? Pero usted no puede... quiero decir... no quise decir... —tartamudeó tratando de disculparse sin que sonara a prejuicio.

—No se preocupe —dije dándole una salida, pues se trataba de una equivocación natural—. Soy nuevo, así que ¿por qué habría usted de saber quién soy?

La primera vez que llegué a la unidad de cuidados intensivos (UCI) fui vestido de blanco (con nuestros trajes de «monos», como los internos los llamábamos), y una enfermera me dijo:

—¿Viene a llevarse al señor Jordán?

—No, señora, no vengo por él.

—¿Está seguro? —preguntó arrugando la frente—. Él es el único que tiene programada una terapia respiratoria hoy.

Para ese entonces, me había acercado lo suficiente como para que ella pudiera leer la insignia en la que aparecía mi nombre y debajo la palabra *interno*.

—Ay, lo lamento mucho —dijo, y me di cuenta de que en efecto lo sentía de veras.

Aunque no lo mencioné, me hubiera gustado decirle: «No se preocupe, me doy cuenta de que la mayoría de las personas reaccionan basándose en sus experiencias pasadas. Como usted nunca ha visto antes a un interno negro, dio por sentado que debería ser un terapista respiratorio, la única profesión que puede desempeñar un hombre negro que viste un uniforme blanco». Sonreí de nuevo y seguí mi camino.

Era inevitable que unos pocos pacientes blancos no quisieran a un médico negro, así que ellos protestaban ante el doctor Long. Una mujer dijo: «Lo lamento, pero no quiero que me atienda un médico negro».

El doctor Long tenía una respuesta habitual. Él decía con una voz tranquila, pero firme: «Ahí está la puerta. Usted tiene todo el derecho de irse. Sin embargo, si se queda, el doctor Carson atenderá su caso».

Durante el tiempo en que la gente estaba presentando estas objeciones, no tuve conocimiento de ellas. Solo mucho más tarde el Dr. Long me lo contó mientras se reía de los prejuicios de algunos pacientes. Sin embargo, no había nada de humorismo en su voz mientras definía su posición. Era firme en cuanto a su determinación, y no permitía ningún prejuicio debido al color o el trasfondo étnico.

Por supuesto, yo sabía cómo se sentían algunos individuos. Hubiera sido bastante insensible de no saberlo. La manera en que se comportaban, su frialdad, incluso sin decir nada, me permitía conocer lo que sentían. No obstante, en cada ocasión pude recordar que eran individuos que hablaban por sí mismos y no representaban a todas las personas blancas. Por molesto que algún paciente sintiera, tan pronto como expresaba su disgusto, sabía que el doctor Long dejaría de atenderlo en el acto si decía una sola palabra más. ¡Hasta donde sé, ninguno de los pacientes jamás se fue!

Con franqueza, no sentía grandes presiones. Cuando en efecto me encontraba con algún tipo de prejuicio, podía oír la voz de mi madre dentro de mi cabeza diciendo cosas como: «Algunas personas son ignorantes y tienes que educarlas».

La única presión que sentí durante mi internado, y en los años a partir de entonces, ha sido la obligación autoimpuesta de actuar como un modelo ejemplar para los jóvenes negros. Estos muchachos necesitan saber que el camino para escapar de sus situaciones, a menudo desalentadoras, se encuentra en ellos mismos. No pueden esperar que otros lo hagan por ellos. Y aunque tal vez yo no pueda hacer gran cosa, sí puedo proveer un ejemplo vivo de alguien que triunfó y provino de lo que ahora llamamos un trasfondo desaventajado. Básicamente, no soy diferente a muchos de ellos.

Al pensar en los jóvenes negros, también quiero decir que estoy convencido de que muchos de nuestros problemas raciales apremiantes se resolverán cuando nosotros, que formamos parte de las minorías, nos levantemos sobre nuestros propios pies y nos rehusemos a esperar que algún otro nos salve de nuestra situaciones. La cultura en que vivimos insiste en que tratemos de ser el número uno. Sin adoptar tal sistema de valores egocéntrico, podemos exigir lo mejor de nosotros mismos mientras extendemos nuestras manos para ayudar a otros.

Veo destellos de esperanza. Por ejemplo, he notado que cuando los vietnamitas llegaron a los Estados Unidos, a menudo enfrentaron prejuicios de parte de todos: blancos, negros e hispanos. Sin embargo, no suplicaron limosnas, y a menudo aceptaron los empleos más bajos que les ofrecieron. Incluso a individuos bien educados no les importó barrer pisos si era un trabajo remunerado.

Muchos de estos mismos vietnamitas hoy son propietarios y empresarios. Ese es el mensaje que trato de inculcarles a los jóvenes. Las mismas oportunidades están ahí, pero no podemos empezar como vicepresidentes de la empresa. Incluso si llegáramos a tal cargo, no nos serviría de nada, porque no sabríamos cómo desempeñar nuestro trabajo. Es mejor empezar por lo que podemos hacer y luego abrirnos paso hacia arriba.

■ ■ ■

Mi narración estaría incompleta si no añadiera que durante mi año como interno, cuando estuve en cirugía general, tuve un conflicto con el jefe de los residentes, un hombre de Georgia llamado Tommy. Parecía que no podía aceptar que hubiera un interno negro en Johns Hopkins. Nunca dijo nada al respecto, pero a cada rato me lanzaba críticas, interrumpiéndome o ignorándome, y a veces simplemente siendo grosero.

En cierta ocasión el conflicto subyacente afloró cuando pregunté:

—¿Por qué tenemos que sacarle más sangre a este paciente? Todavía tenemos…

—Porque yo lo digo —tronó él.

Así que hice lo que me dijo.

Varias veces durante ese día cuando hacía alguna pregunta, en especial si empezaba con «¿por qué?», me respondía de igual manera.

Ya avanzada la tarde, sucedió algo que no tenía nada que ver conmigo, pero él ya estaba colérico, y como sabía por experiencia propia, no lograría contenerse por mucho tiempo. Así que se dio la vuelta hacia mí y como a menudo hacía empezó diciendo: «Yo soy un tipo amable, pero…» No me había llevado mucho tiempo aprender que esas palabras contradecían su imagen de «tipo amable».

Esa vez sí que se descargó conmigo.

—En realidad piensas que eres gran cosa porque fuiste aceptado pronto en el departamento de neurocirugía, ¿verdad? Todo el mundo habla de lo bueno que eres, pero no pienso que valgas ni un comino. A decir verdad, pienso que no sirves para nada. Y quiero que sepas, Carson, que puedo hacer que te saquen a patadas de neurocirugía con solo chasquear los dedos —continuó amenazando durante varios minutos.

Me quedé mirándolo sin decir palabra. Cuando por fin hizo una pausa, le pregunté con mi voz más tranquila:

—¿Terminaste?

—¡Terminé!

—Está bien —respondí con calma.

Eso fue todo lo que dije —y todo lo que era necesario— y entonces dejó de refunfuñar. Nunca me hizo nada, aunque de todas maneras, nunca me preocupó su influencia. A pesar de que era el jefe de los residentes, sabía que los jefes de los departamentos son los que toman las decisiones. Estaba decidido a no permitirle que me hiciera enojar, ya que entonces hubiera podido sacarme de quicio. En lugar de eso, cumplí mis obligaciones como correspondía. Nadie jamás expresó una queja alguna contra mí, así que no me preocupó gran cosa lo que tuviera que decir.

En el departamento de cirugía general me encontré con varios hombres que actuaban como cirujanos pomposos y estereotipados. Eso me fastidiaba, así que quería salir de allí. Cuando pasé a neurocirugía, no fue así. El doctor Donlin Long, que era el jefe del Departamento de Neurocirugía en Hopkins desde 1973, resultó ser el individuo más amable del mundo. Si alguien se ha ganado el derecho a ser pomposo, ese debe ser él, pues sabe sobre cualquier cosa y conoce a todo el mundo, además de que técnicamente es uno de los mejores (si acaso no el mejor) del mundo. A pesar de todo, siempre tiene tiempo para las personas y trata a todo el mundo con amabilidad. Desde el principio, incluso cuando yo era un humilde interno, siempre lo hallé dispuesto a contestar mis preguntas.

Él mide como un metro ochenta de estatura y es de complexión regular. Para cuando comencé mi internado, tenía su pelo entrecano, aunque los cabellos blancos eran los menos. Ahora su pelo es níveo. Habla con una voz profunda, y la gente aquí en Hopkins siempre está imitándolo. Él lo sabe y se ríe de sí mismo, pues tiene un gran sentido del humor. Este hombre se convirtió en mi mentor.

Lo he admirado desde que lo conocí. Por un lado, cuando llegué a Hopkins en 1977, había pocos negros y ninguno de ellos a tiempo completo. Uno de los residentes jefes en cirugía cardiaca era negro, Levi Watkins, y yo era uno de los dos internos negros en cirugía general. El otro era Martin Goines, que también había asistido a Yale.*

Muchos hacían su internado en cirugía general, pero pocos en neurocirugía. Algunos años atrás, ningún participante en los programas de cirugía general de Hopkins pasaba a neurocirugía. Al final de mi año de interno, cinco miembros de nuestro grupo de treinta mostraron interés en trasladarse a ese campo. Por supuesto, había también ciento veinticinco personas de otros lugares de todo el país que querían una de las vacantes. Y ese año Hopkins tenían solo un cupo.

■ ■ ■

Después de mi año de internado me esperaban seis años de residencia, un año más de cirugía general, y cinco de neurocirugía. Se suponía que debía hacer dos años de cirugía general debido a que había solicitado mi admisión en neurocirugía, pero no quería hacerlos. No me gustaba la cirugía general y quería salir de allí. En verdad me disgustaba tanto que estaba dispuesto a sacrificarme y renunciar a obtener una posición en el departamento de neurocirugía en Hopkins, marchándome a algún otro lugar si me recibían después de solo un año.

Había conseguido una recomendación demasiado buena en todas mis rotaciones como interno. Estaba terminando un mes de rotación como interno en el servicio de neurocirugía y había llegado al punto en que tenía que escribirles a las otras universidades. Sin embargo, el doctor Long me llamó a su oficina.

—Ben —dijo—, haz hecho un trabajo extremadamente bueno como interno.

—Gracias —contesté, complacido de oír esas palabras.

—Pues bien, hemos corroborado que te has desempeñado muy bien en tu rotación durante el servicio. Todos los espectadores [es decir, los cirujanos] han quedado muy impresionados con tu trabajo.

---

*Martin Goines es ahora otolaringólogo (oídos, nariz y garganta) en el Hospital Sinaí de Baltimore y jefe de la división.

A pesar de que quería que mi expresión se mantuviera inalterable, sé que debí sonreír con amplitud.

—Las cosas son así —dijo, y se inclinó un poco hacia adelante—. Nos interesa que te unas a nuestro programa de neurocirugía el próximo año en lugar de hacer un año adicional de trabajo en cirugía general.

—Gracias —dije sintiendo que mis palabras eran bastante inadecuadas.

Su oferta era una respuesta definitiva a mis oraciones.

■ ■ ■

Fui residente en Johns Hopkins desde 1978 hasta 1982. En 1981 fui residente principal en el Hospital de la Ciudad de Baltimore (hoy Centro Médico Francis Scott Key), propiedad de Johns Hopkins.

En un caso memorable, los paramédicos llevaron al Hospital de la Ciudad de Baltimore a un paciente que había sido golpeado severamente en la cabeza con un bate de béisbol. El ataque tuvo lugar durante una reunión de la Asociación Estadounidense de Cirujanos Neurológicos en Boston. La mayoría de los miembros de la facultad se encontraban fuera en la reunión, incluso la persona que estaba de turno en el Hospital de la Ciudad de Baltimore. Se suponía que el miembro de la facultad de turno en Johns Hopkins debía atender todos los hospitales.

El paciente, ya en coma, se deterioraba con rapidez. Por supuesto, me preocupé mucho y consideré que debía hacer algo, pero todavía no tenía suficiente experiencia. A pesar de hacer una llamada telefónica tras otra, no pude localizar al miembro de la facultad. Con cada llamada, mi ansiedad aumentaba. Al final me di cuenta de que el hombre se moriría si no hacía algo —y algo quería decir una lobectomía*— la cual, a propósito, nunca había hecho antes.

---

* La lobectomía significa en realidad extraer el lóbulo frontal, mientras que la lobotomía consiste en cortar solo algunas fibras.

¿Qué debía hacer? Comencé a pensar en toda clase de tropiezos como las consecuencias médicas o legales de llevar a un paciente al quirófano sin que hubiera un cirujano supervisor presente. (Era ilegal realizar tal cirugía de ese modo.) *¿Qué sucederá si lo hago y me encuentro con una hemorragia que no pueda controlar?*, pensé. *¿O si surge algún problema que no sé cómo resolver? Si algo sale mal, todos cuestionarán mis acciones y preguntarán: «¿Por qué lo hiciste?»*

Luego razoné: *¿Y qué ocurrirá si no opero ahora mismo?* Sabía la respuesta obvia: el hombre fallecería.

El médico ayudante Ed Rosenquist, que estaba de turno, sabía lo que estaba pensando. Me dijo solo una palabra:

«¡Hazlo!»

«Tienes razón», respondí.

Una vez que tomé la decisión de hacerlo, me inundó la calma. Tenía que operar, y haría el mejor trabajo que pudiera.

Esperando parecer confiable y competente, le dije a la enfermera jefe: «Lleven a este paciente a la sala de operaciones».

Ed y yo nos preparamos para la cirugía. Para el momento en que la operación en sí empezó, estaba perfectamente calmado. Abrí la cabeza del hombre y extraje los lóbulos frontal y temporal de su lado derecho, ya que estaban muy hinchados. Fue una operación seria, y uno puede preguntarse cómo el hombre pudo vivir sin esa porción de su cerebro. La verdad es que estas porciones cerebrales son las más sacrificables. No tuvimos problemas durante la cirugía. El hombre se despertó varias horas más tarde y quedó perfectamente normal en cuanto a lo neurológico, sin presentar ningún problema permanente.

Sin embargo, ese episodio provocó en mí bastante ansiedad. Durante unos pocos días después de la operación, me acosó el pensamiento de que pudieran surgir problemas. El paciente podría sufrir toda clase de complicaciones y yo ser censurado por haber hecho la operación. No obstante, según resultó, nadie tuvo nada negativo que decir. Todos sabían que el hombre hubiera muerto si no lo hubiera llevado de inmediato a cirugía.

• • •

Un punto destacado de mi residencia fue la investigación que hice en quinto año. Por mucho tiempo, mi interés había ido creciendo en cuanto a los tumores cerebrales y la neuroncología. Mientras estuve haciendo este tipo de investigación, no tuvimos los animales apropiados en los cuales podríamos implantar tumores cerebrales. Al trabajar con animales pequeños, los investigadores habían establecido hace mucho que una vez que consiguieran resultados consistentes, con el tiempo podrían transferir sus hallazgos para hallar curaciones, y entonces sería posible ofrecerle ayuda a los seres humanos que sufrían. Esta es una de las formas más fructíferas de investigación, pues busca curas para nuestras enfermedades.

Los investigadores habían hecho una gran cantidad de trabajo usando ratones, monos y perros, pero encontraron problemas. Los perros modelos producían resultados inconsistentes; los monos eran prohibitivamente costosos; y los roedores (ratas y ratones), que eran bastante baratos, eran tan pequeños que no podíamos operarlos. Tampoco ofrecían una buena imagen al analizarlos por medio de las TC[*] y los equipos de IRM.[†]

Para lograr la investigación que deseaba, enfrentaba un desafío triple: primero, hallar un modelo relativamente barato; segundo, encontrar uno que fuera consistente; y tercero, que fuera lo suficiente grande como para que se pudiera radiografiar y someter a cirugía.

Mi meta era trabajar con un tipo de animal y lograr que este estableciera la base (sirviera de modelo) para nuestra investigación sobre el desarrollo de los tumores cerebrales. Varios oncólogos e investigadores que antes habían establecido modelos

---

[*] Las tomografías computarizadas, conocidas de modo habitual como «Cat Scans», emplean una computadora altamente técnica y sofisticada, la cual permite que la luz de los rayos X se concentre en diferentes niveles.

[†] Las imágenes por resonancia magnética no utilizan rayos X, sino un imán que estimula los protones (micropartículas) para que la computadora recoja sus señales de energía a fin de transformarlas en una imagen.

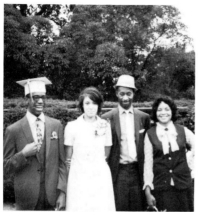

La graduación del bachillerato de Ben. Sonya Carson, a la extrema derecha, con unos amigos de la familia.

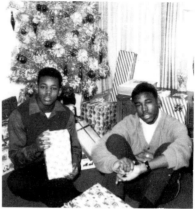

Curtis y Ben durante una Navidad cuando eran adolescentes.

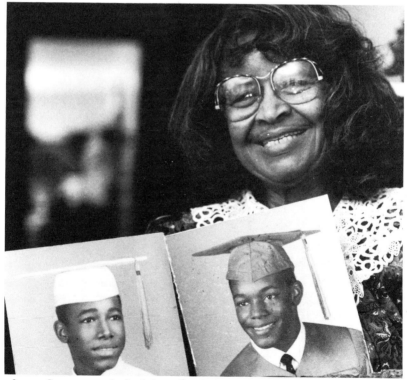

Sonya Carson muestra las fotografías de la graduación del bachillerato de sus hijos Ben, a la izquierda, y Curtis.

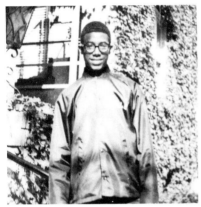

Ben en su primer año en Yale.

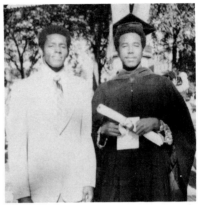

Curtis con su hermano en la graduación de Ben de la facultad de medicina.

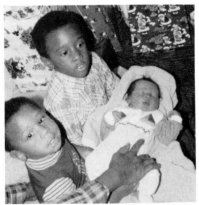

Murray y B. J. le dan la bienvenida a su nuevo regalo de Navidad.

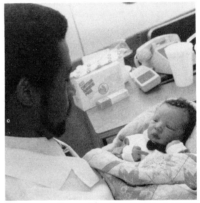

Rhoeyce, de un día de nacido, con su padre.

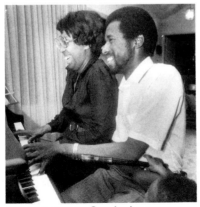

Ben y su esposa Candy descansan en su casa mientras tocan el piano.

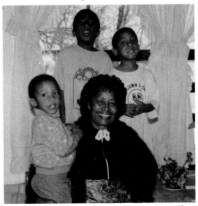

Serenata de los Carson. Una canción de cuna antes de irse a la cama.

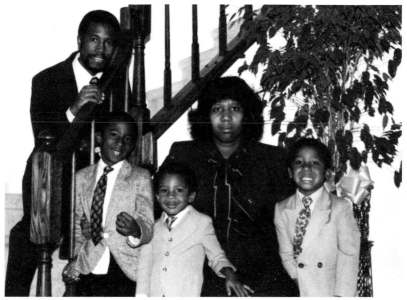

Los Carson en casa: Ben, Murray, Rhoeyce, Candy y B. J.

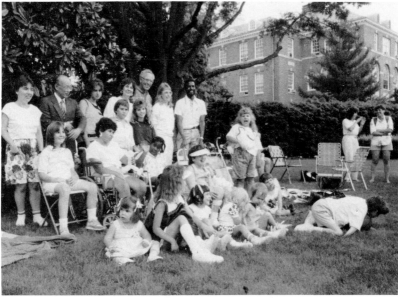

Una reunión de hemisferectomía.

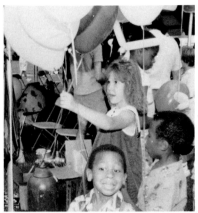

Maranda Francisco, la primera paciente de hemisferectomía de Ben, con unos globos en una fiesta del hospital.

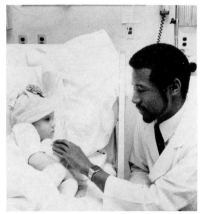

El doctor Carson habla con un joven paciente.

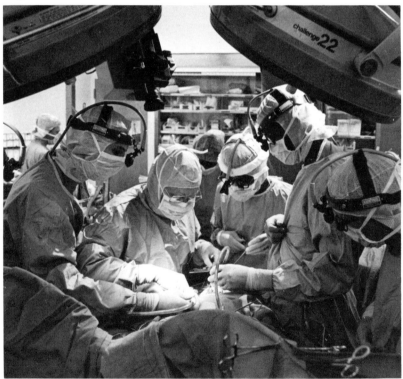

La cirugía de los gemelos Binder con los neurocirujanos Ben Carson, Reggie Davis, Sam Hassenbusch y Donlin Long.

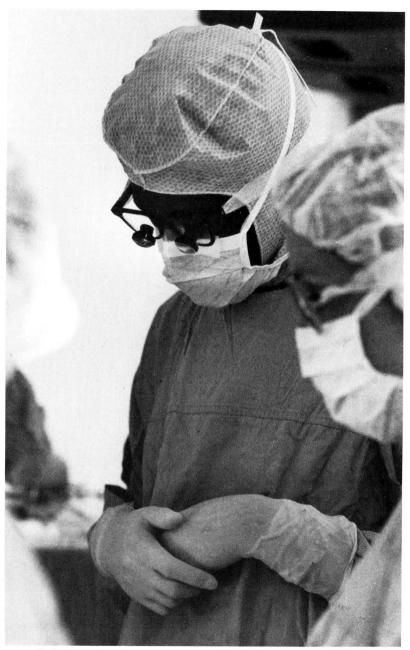

El doctor Benjamin Carson junto a su asistente Carol James antes de empezar la delicada cirugía de cerebro por la que ha llegado ser conocido en el ámbito internacional.

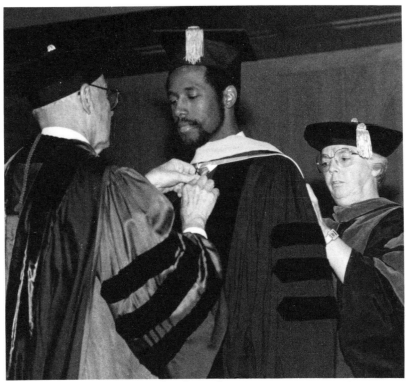

Ben Carson recibe un doctorado honorífico de la Universidad Andrews en junio de 1989.

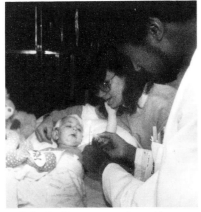

El doctor Carson examina a Megan Wikstrom, de dos años y medio, mientras hace sus rondas en el Centro Infantil Johns Hopkins. «Nadie puede ser más paciente con un millón de preguntas y temores», dice su madre, Margie Wikstrom, que aparece en el centro.

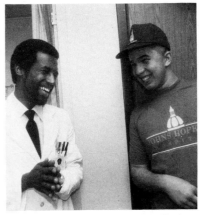

Carson conversa con Paul Galli, de dieciséis años, oriundo de Hammonton, Nueva Jersey, el cual regresó al hospital para un chequeo después de una cirugía debido a un tumor cerebral.

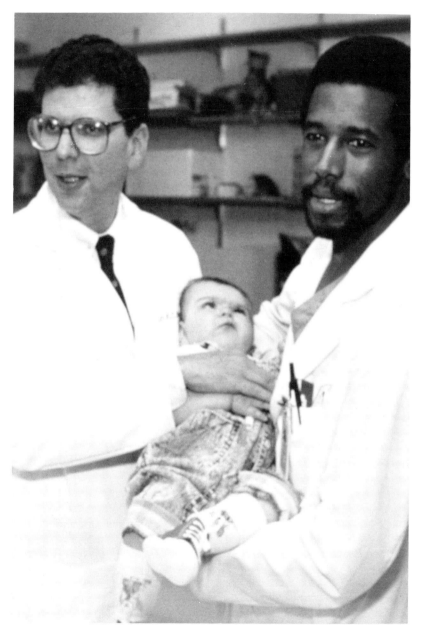

El doctor Mark Rogers y el doctor Carson con uno de los gemelos Binder.

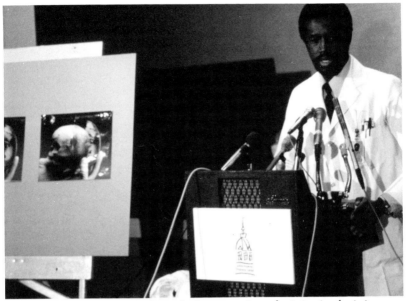

El doctor Carson en una conferencia de prensa después de la cirugía de los gemelos siameses.

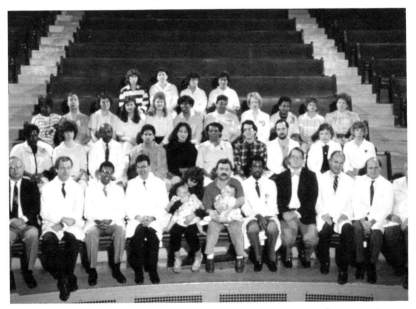

Muchos de los participantes esenciales del equipo que separó los gemelos.

funcionales me aconsejaron: «Ben, si sigues adelante y empiezas a investigar tumores cerebrales, será mejor que te prepares a pasar por lo menos dos años en el laboratorio».

Cuando me embarqué en el proyecto, estaba dispuesto a trabajar ese tiempo o más. No obstante, ¿qué animales debía usar? Aunque al inicio trabajé con ratas, en realidad eran demasiado pequeñas para nuestro propósito. ¡Y en lo personal, detesto a las ratas! Tal vez despertaban demasiados recuerdos de mi vida en el distrito bajo de Boston. Pronto me di cuenta de que las ratas no tienen las cualidades necesarias para la buena investigación, así que empecé a buscar un animal diferente.

Durante las próximas semanas hablé con muchas personas. Algo fabuloso en cuanto a Johns Hopkins es que tiene expertos que saben casi todo con relación a su propio campo. Empecé a conversar con los investigadores preguntando: «¿Qué animales usas? ¿Has pensado en algún otro animal?»

Después de muchas preguntas y observaciones, tuve la idea de usar conejos blancos de Nueva Zelandia. Ellos encajaban a la perfección en mi criterio triple.

Alguien en Hopkins me comentó sobre la investigación realizada por el doctor Jim Anderson, que en ese tiempo estaba usando dichos conejos blancos. Me entusiasmé al entrar en el laboratorio del edificio Blaylock. En el interior vi un gran espacio abierto con una máquina de rayos X, una mesa de cirugía a un lado, un refrigerador, una incubadora y un fregadero hondo. Otra sección pequeña alojaba los anestésicos. Me presenté ante el doctor Anderson y le dije:

—Entiendo que usted ha estado trabajando con conejos.

—En efecto, así es —contestó, y me habló de los resultados que ya había obtenido al trabajar con lo que él llamaba VX2 para producir tumores en el hígado y los riñones. Transcurrido un período de tiempo, su investigación mostraba resultados constantes.

—Jim, estoy interesado en desarrollar un modelo de tumor cerebral, y me pregunto si podría usar conejos. ¿Sabe usted de algún tumor que pudiera crecer en el cerebro de los conejos?

—Pues bien —dijo pensando en voz alta —tal vez el VX2 crezca en el cerebro.

Hablamos un poco más y luego insistí:

—¿En realidad piensa usted que el VX2 pudiera servir?

—No veo por qué no. Si crece en otros sectores, hay una buena probabilidad de que pueda hacerlo en el cerebro —hizo una pausa y luego añadió—. Si lo desea, pruébelo.

—Con mucho gusto.

Jim Anderson me ayudó muchísimo en mi investigación. Primero tratamos la disociación mecánica; es decir, usamos pequeñas mallas metálicas para rallar los tumores, como cuando se ralla el queso. Sin embargo, los mismos no crecieron. Luego implantamos trozos de tumores en los cerebros de los conejos. Y en esta ocasión sí crecieron.

Para hacer lo que llamamos la prueba de la viabilidad, hablé con el doctor Michael Colvin, bioquímico del laboratorio de oncología, y me mandó a otro bioquímico, el doctor John Hilton.

Hilton sugirió usar enzimas para disolver el tejido de conexión y dejar intactas las células cancerosas. Después de semanas de tratar diferentes combinaciones de enzimas, él logró la combinación precisa para nosotros. Pronto teníamos una alta viabilidad... casi el ciento por ciento de las células sobrevivía.

A partir de ahí, concentramos las células en las cantidades que queríamos. Al refinar los experimentos, también desarrollamos una manera de usar una aguja para implantarlos en el cerebro. Pronto casi el ciento por ciento de los tumores crecía. Los conejos con un tumor cerebral morían de manera uniforme en algún momento entre el doceavo y catorceavo día, casi como por un reloj.

Cuando los investigadores tienen ese tipo de resultados, pueden avanzar para aprender cómo crecen los tumores cerebrales. Fuimos capaces de hacer tomografías computarizadas (TC), y nos emocionamos cuando los tumores en realidad se veían. La imagen por resonancia magnética (IMR), desarrollada en Alemania Occidental, era una tecnología nueva que apenas aparecía en escena durante ese tiempo, así que no estaba disponible para nosotros.

Jim Anderson llevó varios conejos a Alemania Occidental, los analizó con los equipos de IRM, y pudo observar los tumores. Me hubiera encantado ir con él, y lo hubiera hecho de no ser porque no tenía el dinero para el viaje.

También usamos un escáner TEP* en 1982. Hopkins fue uno de los primeros lugares de la nación en tener uno. Los primeros escrutinios que hicimos con el aparato fueron en los conejos con tumores cerebrales. Recibimos una amplia publicidad por nuestro trabajo a través de las revistas médicas. Hasta hoy, muchas personas en John Hopkins y otros lugares están trabajando con este modelo de tumor cerebral.

Por lo general esta investigación hubiera llevado años, pero conté con tanta colaboración y esfuerzo de parte de otras personas en Hopkins para resolver nuestros problemas, que el modelo quedó completo en seis meses.

Debido a este trabajo de investigación gané el Premio de Residente del Año. Esto también significaba que en lugar de quedarme en el laboratorio por dos años saldría al siguiente e iría a hacer mi residencia como jefe.

Empecé mi año de residencia como jefe con un calmo entusiasmo. Había sido un camino largo, a veces difícil. Muchas, muchas horas lejos de Candy, estudios, pacientes, crisis médicas, más estudios, más pacientes... estaba listo para poner mis manos sobre los instrumentos quirúrgicos y en realidad aprender cómo realizar delicados procedimientos de una manera rápida y eficiente. Por ejemplo, aprendí a extraer tumores cerebrales y cómo cerrar aneurismas. Los diferentes aneurismas requieren grapas de diferentes tamaños, a menudo puestas en ángulos extraños. Practiqué hasta que el procedimiento llegó a ser una

---

* TEP, la tomografía por emisión de positrones, usa sustancias radioactivas que las células pueden metabolizar y despiden señales radioactivas que se pueden recoger y traducir. Tal como la imagen de resonancia magnética recoge señales electrónicas, esta recoge señales radioactivas y las traduce a imágenes.

segunda naturaleza, hasta que mis ojos e instintos me decían en un instante el tipo de sutura que debía usar.

Aprendí a corregir deformaciones de huesos y tejidos y a operar la espina dorsal. Aprendí a sostener un taladro impulsado por aire, sopesarlo en la mano, probarlo, y luego usarlo para cortar el hueso a solo milímetros de los nervios y el tejido cerebral. Aprendí cuándo ser agresivo y cuándo andar despacio.

Aprendí a realizar la cirugía que corrige las convulsiones. Aprendí cómo trabajar cerca del cordón cerebral. Durante ese intenso año como residente jefe, aprendí las destrezas especiales que transformaban los instrumentos quirúrgicos junto con mis manos, mis ojos y mi intuición para lograr la curación.

Luego terminé la residencia. Otro capítulo de mi vida estaba listo para abrirse, y como a menudo sucede antes de los sucesos que cambian la vida, no me di cuenta de ello. Al principio, la idea surgió como una imposibilidad.

Capítulo trece
Un año especial

No le expliqué a Bryant Stokes las razones reales. Pensé que las sabía sin que tuviera que traerlas a colación. Más bien le contesté: «Suena como un buen lugar». En otra ocasión le dije: «¿Quién sabe? Tal vez algún día».

«Será un grandioso lugar para ti», insistió él.

Cada vez que lo mencionaba, le daba otra excusa, pero pensaba en lo que me decía. Un beneficio me atraía de manera especial. «En un año adquirirás una experiencia en neurocirugía allí equivalente a la que obtendrías en cinco años en cualquier otra parte».

Me parecía extraño que Bryant persistiera en la idea, pero fue así. Este neurocirujano destacado de los Estados Unidos, procedente de Perth, Australia occidental y yo entablamos amistad de inmediato. Con frecuencia me decía: «Debes venir a Australia y ser el jefe de admisiones en nuestro hospital escuela».

Traté varias veces de soslayar el tema. «Gracias, pero no pienso que eso sea lo que quiera hacer». En otra ocasión dije: «Debes estar bromeando. Australia está al otro lado el mundo. Si perforas un agujero desde Baltimore, llegarás a allí».

Él se río diciendo: «O puedes volar y llegar en veinte horas».

También trate de usar el humor evasivo. «Si tú estás allí, ¿quién me necesitaría?»

Un asunto de gran preocupación para mí, que por supuesto no mencioné, era que la gente me había estado diciendo durante años que en Australia el apartheid era peor que en África del sur. No podía ir porque soy un hombre negro, y ellos tienen la norma de aceptar solo a las personas blancas. ¿Es que no se daba cuenta de que era negro?

Descarté toda aquella idea. Aparte del asunto racial, desde mi perspectiva no podía ver que el hecho de ir a Australia para pasar un año de residencia ayudaría en algo a mi carrera, aunque por cierto sería interesante.

Si Bryant no hubiera sido tan persistente, no le hubiera dedicado a la idea ni un solo pensamiento más. No obstante, prácticamente cada vez que hablábamos, él hacía un comentario casual como: «¿Sabes? Australia te encantará».

Yo tenía otros planes, porque el doctor Long, jefe de neurocirugía y mi mentor, ya me había dicho que podía quedarme en la facultad de neurocirugía de Johns Hopkins después de mi residencia. El hecho de que él añadiera: «A mí me encantará tenerte conmigo», hizo el asunto más atractivo.

No podía pensar en nada más emocionante que quedarme en Hopkins, ya que había mucho campo para la investigación allí. Para mí, Baltimore había llegado a ser el centro del universo.

Sin embargo, por extraño que parezca, aunque descartaba Australia el tema me perseguía. Me pareció como si por un tiempo cada vez que iba a alguna parte encontraba a alguien con ese acento particular diciendo: «Buen día, amigo, ¿cómo te va?» Encendía el televisor y veía comerciales que decían: «Viaje a Australia y visite la tierra del koala». La estación PBS anunciaba un programa especial sobre aquel país.

Por último, le pregunté a Candy:

—¿Qué ocurre en realidad? ¿Está Dios tratando de decirnos algo?

—No lo sé —me respondió—, pero tal vez será mejor que hablemos un poco sobre Australia.

De inmediato pensé en un montón de problemas, el principal de los cuales era la norma de solo blancos. Le pedí a Candy que fuera a la biblioteca y tomara prestados libros para que pudiéramos saber algo del país.

Al día siguiente, Candy me telefoneó:

—Hallé algo de Australia que debes saber.

Su voz tenía un entusiasmo poco común, así que le pedí que me lo dijera allí mismo.

—Esa norma de solo blancos que te molestaba —dijo ella— ya no existe. La abolieron en 1968.

Me quedé callado. ¿Qué estaba sucediendo?

—Tal vez deberíamos considerar en serio esta invitación —le dije—. Quizás simplemente debemos ir a Australia.

Mientras más leíamos, más nos gustaba la idea. Al poco tiempo después ya nos sentíamos entusiasmados. Más tarde hablamos con algunos amigos sobre Australia. Con unas pocas excepciones, nuestros bien intencionados amigos trataron de disuadirnos. Uno de ellos preguntó: «¿Por qué quieres ir a un lugar como ese?»

Otro dijo: «Ni te atrevas a ir allá. Estarás de regreso en una semana».

«No querrás que Candy pase por todo eso, ¿verdad?», preguntó otro. «¿Por qué? Ya lo está pasando mal aquí. Será peor para ella en ese país».

No pude dejar de sonreír por las palabras de este amigo. Su preocupación era nuestra alegría, pero también nuestra constante inquietud. Candy estaba embarazada, y parecía algo necio volar al otro lado del planeta así. El problema era que en 1981, mientras era residente jefe, Candy había quedado encinta de gemelos. Por desdicha, tuvo un aborto en el quinto mes. Sin embargo, al año siguiente quedó de nuevo embarazada. Debido a su primera experiencia, el médico le aconsejó hacer reposo en cama después del cuarto mes. Ella dejó su trabajo y en realidad trató de cuidarse.

Cuando surgía la cuestión de su estado, Candy sonreía en cada ocasión, pero decía con firmeza: «También tienen médicos calificados en Australia, como sabes».

Nuestros amigos no se daban cuenta, pero ya habíamos decidido ir, aunque aún no lo sabíamos con certeza. Habíamos dado los pasos formales para presentar la solicitud en el hospital Sir Charles Gardiner del Centro Médico Reina Elizabeth II, el principal centro de enseñanza de Australia occidental y el único centro de referencia en el campo de la neurocirugía.

Recibí la respuesta en dos semanas. Me habían aceptado.

«Adivina cuál es nuestra respuesta», le dije a Candy, que para ese entonces estaba casi tan entusiasmada como yo por ir. Así que saldríamos en junio de 1983, estando plenamente comprometidos con la aventura.

Y teníamos que estarlo, porque tuvimos que emplear hasta el último centavo que teníamos para comprar los boletos... de ida. No podríamos regresar incluso si no nos gustaba. Estaría trabajando un año como jefe de admisiones.*

Varias razones hacían la aventura atractiva, una de estas era el dinero. Recibiría un buen salario, mucho más de lo que había ganado antes: sesenta y cinco mil dólares al año.†

Y nosotros necesitábamos mucho el dinero.

Aunque el asunto racial estaba resuelto, de todas formas viajamos con mucho temor. No sabíamos qué recibimiento nos darían. Teníamos preocupaciones legítimas, porque sería un cirujano desconocido entrando en un hospital nuevo. A pesar de sus palabras valientes, Candy estaba encinta y la posibilidad de

---

* El puesto de jefe de admisiones no existe en los Estados Unidos, pero es algo así como un cargo entre residente jefe y catedrático de primer año. Los jefes de admisiones administran el servicio y trabajan bajo el consultante. Imitando a las facultades británicas de medicina, Australia tiene lo que llaman consultantes, que son incuestionablemente los más altos. Bajo este sistema, un médico permanece como jefe principal de admisiones por muchos años.

Un médico puede llegar a consultante solo cuando el titular muere, pues el gobierno tiene un número fijo de tales cargos.

Aunque tenían solo cuatro consultantes en Australia occidental, estos hombres eran buenos en extremo, entre los cirujanos más talentosos que jamás haya visto. Cada uno tenía su propia área de destreza y experiencia. Aproveché sus trucos pequeños, que me ayudaron a desarrollar mis habilidades como neurocirujano.

† El salario era tan atractivo porque no tendría que pagar un exorbitante seguro por mala praxis. En Australia este era de solo doscientos dólares anuales. Conozco a varios prominentes médicos que pagan de cien a doscientos mil dólares al año en los Estados Unidos. La diferencia radica en que en Australia surgen relativamente pocos casos de mala praxis. Las leyes australianas les prohíben a los abogados aceptar casos de mala práctica basados en alguna contingencia. Las personas que quieren entablar un pleito tienen que poner el dinero de sus propios bolsillos. Como consecuencia, los únicos que entablan pleitos son aquellos con quienes los médicos han cometido las más terribles equivocaciones.

que surgieran problemas persistía en nuestra mente.

No obstante, los australianos nos recibieron con gran afecto. El hecho de estar afiliados a la iglesia adventista del séptimo día nos abrió muchas puertas. El primer sábado que pasamos en Australia fuimos a la iglesia y conocimos al pastor y a varios miembros antes de que empezara la celebración. Durante el culto, el pastor anunció: «Tenemos entre nosotros a una familia de los Estados Unidos. Estarán aquí por un año». Luego nos presentó y animó a los miembros a que nos saludaran. ¡Y lo hicieron!

Cuando el culto concluyó, todos se aglomeraron a nuestro alrededor. Viendo que mi esposa estaba encinta, muchas mujeres preguntaron: «¿Qué necesitan?» No habíamos comprado nada para recibir al bebé. Estábamos limitados en cuanto a la cantidad de equipaje que podíamos llevar desde los Estados Unidos. Sin embargo, estas maravillosas personas empezaron a llevarnos cunas, frazadas, cochecitos y pañales. Constantemente recibíamos invitaciones a cenar.

La gente del hospital no podía imaginarse cómo, a las dos semanas de nuestra llegada, habíamos conocido a tantas personas y recibido una serie de invitaciones.

Uno de mis compañeros residentes, que estaba allí desde hacía cinco meses atrás, preguntó:

—¿Qué harán esta noche?

Le mencioné que cenaríamos con cierta familia. El residente sabía que solo unos pocos días antes una familia diferente nos había llevado a dar un paseo por las afueras de Perth.

—¡Qué barbaridad! ¿Cómo es que conocen a tantas personas? —indagó—. Ustedes llevan aquí solo dos semanas. A mí me llevó meses conocer a tantas personas.

—Venimos de una familia grande —señalé.

—¿Quieres decir que tienes parientes aquí en Australia?

—En cierto sentido —dije conteniendo una sonrisa, luego le expliqué—. En la iglesia pensamos que todos somos parte de la familia de Dios. Eso quiere decir que consideramos a las personas con las que nos reunimos para adorar como hermanos y hermanas… parte de nuestra familia. Las personas de la iglesia nos han estado tratando como los familiares que somos.

Él nunca había oído tal concepto antes.

■■■

Desde el día en que llegamos, me gustó Australia. No solo las personas, sino la tierra y la atmósfera. Ser contratado como jefe de admisiones también quería decir que tenía que participar en la mayoría de los casos. Esa responsabilidad aumentó mi aprecio por estar en la tierra de Australia. Es más, Candy en realidad formó parte de la Sinfónica Nedlands como primera violinista y fue vocalista en un grupo profesional.

No había pasado ni un mes cuando se nos presentó un caso difícil en extremo, el cual cambió la dirección de mi trabajo en Perth. El consultante en jefe había diagnosticado a una joven como sufriendo de un neurinoma del acústico, un tumor que crece en la base del cráneo. El mismo produce sordera y debilidad en los músculos faciales. Después de un tiempo, resulta en parálisis. Esta paciente también sufría de frecuentes y extremos dolores de cabeza.

El tumor era tan grande que, debido a la decisión del consultante de extirparlo, no podría salvarle ninguno de sus nervios craneales, según le dijo a la paciente.

Después de oír el pronóstico, le pregunté al consultante jefe:

—¿Le importaría si trato de hacer esto usando una técnica microscópica? Si funciona, quizás pueda salvarle los nervios.

—Estoy seguro de que vale la pena intentarlo —me dijo.

Aunque sus palabras fueron amables, el sabor real de sus sentimientos afloró. Sabía que estaba diciendo: «Tú, imberbe mocoso, trata de hacer eso y verás que fracasarás». No podía culparlo.

La cirugía llevó diez horas seguidas sin descanso. Naturalmente, cuando terminé me sentía agotado, pero también estaba en éxtasis. Había extirpado por completo el tumor y salvado sus nervios craneales. El consultante jefe podía decirle que ella con toda probabilidad disfrutaría de una recuperación completa.

Al poco tiempo de su recuperación, la mujer quedó encinta. Cuando nació el bebé, en gratitud le puso el nombre del consultante, ya que pensaba que él le había extirpado el tumor y salvado sus nervios craneales. Ella no sabía que era yo quien había hecho el delicado trabajo. En realidad, las cosas se hacían de esa manera. En Australia, el jefe de admisiones trabaja bajo los auspicios del consultante, y él, como superior, recibe el crédito por toda cirugía exitosa, sin que importe quién la haga en realidad.

De todas maneras, el resto del personal lo sabía.

Después de la cirugía, los demás consultantes principales de repente me mostraron un enorme respeto. De vez en cuando alguno se me acercaba para decirme: «Dime, Carson, ¿puedes reemplazarme en una operación?»

Anhelante de adquirir mayor experiencia, no recuerdo haberme negado en ningún caso, lo que me proporcionó una tremenda carga de trabajo, mucho más de la habitual. Con menos de dos meses en el país estaba haciendo dos y hasta en ocasiones tres craneotomías al día. Abría las cabezas de los pacientes para extirpar coágulos de sangre y reparaba aneurismas.

Se requiere de mucha resistencia física para hacer tantas operaciones. Los cirujanos pasan horas de pie ante la mesa de cirugía. Podía soportar las intervenciones prolongadas porque mientras recibía mi adiestramiento con el doctor Long había aprendido su filosofía y métodos, los cuales incluían cómo continuar trabajando una hora tediosa tras hora sin rendirse a la fatiga. Había observado con mucho cuidado todo lo que Long hacía, y me sentía agradecido de que él hubiera extirpado muchos tumores cerebrales. Los neurocirujanos australianos no lo sabían, pero conocía la cirugía cerebral al dedillo. Los consultantes me daban cada vez más libertad de la que con frecuencia le daban a un jefe de admisiones. Debido a que lo hacía bien y siempre estaba anhelando más experiencia, pronto estaba programando una cirugía cerebral tras otra. No es algo similar a una línea de ensamblaje, ya que cada paciente es diferente, pero pronto llegué a ser el experto local en ese campo.

Después de varios meses, me di cuenta de que tenía una razón especial para agradecerle a Dios por habernos llevado a Australia. Allí obtuve tanta experiencia quirúrgica que mis habilidades se afinaron de una forma tremenda, y me sentí muy capaz y cómodo al trabajar en el cerebro. Antes de que pasara mucho tiempo, lo sabio de pasar un año en Australia se volvió cada vez más evidente para mí. ¿En qué otra parte hubiera recibido la singular oportunidad de realizar dicha cantidad de cirugías inmediatamente después de mi residencia?

Intervine en muchos casos difíciles, algunos demasiado espectaculares. Y a menudo le agradecía a Dios por la experiencia y la capacitación que me proveía. Por ejemplo, el jefe de bomberos de Perth tuvo un tumor increíblemente grande que envolvía todos los principales vasos sanguíneos alrededor de la parte anterior de la base del cerebro. Tuve que operarlo tres veces para extirparle todo el tumor. Él pasó un tiempo de incertidumbre, pero a la larga se recuperó muy bien.

■ ■ ■

Hubo otro hecho destacado: Candy dio a luz a nuestro primer hijo, Murray Nedlands Carson (Nedlands era el suburbio donde vivíamos) el 12 de septiembre de 1983. Entonces, casi antes de que nos diéramos cuenta, mi año se terminó y Candy y yo nos hallamos empacando para volver a casa. ¿Qué haría luego? ¿En dónde trabajaría? El jefe de cirugía del Hospital Provident de Baltimore se puso en contacto conmigo un poco antes de mi regreso.

—Ben, tú no querrás quedarte allí en Hopkins —dijo—. Te iría mucho mejor con nosotros aquí.

El Hospital Provident se concentraba en servicios médicos para negros.

—Nadie te referirá pacientes a Hopkins —añadió el jefe de

cirugía—. ¿Sabes por qué? Esa institución destila racismo. Acabarás desperdiciando tus talentos y tu carrera en esa institución racista, y no llegarás a ninguna parte.

Asentí pensando que tal vez tenía razón.

Escuché todo lo que tenía que decirme, pero debía tomar mi propia decisión.

—Gracias por tu preocupación —dije—. No me había dado cuenta de ningún prejuicio contra mí en Hopkins, pero tal vez tengas razón. De todas maneras, tengo que descubrirlo por mi cuenta.

—A lo mejor tendrás que experimentar un montón de rechazo y dolor para descubrirlo —me respondió.

—Quizás tengas razón —repetí, halagado de que me quisiera en Provident. Sin embargo, sabía que Johns Hopkins era el lugar donde quería estar.

Entonces él empleó otra táctica.

—Ben, aquí necesitamos mucho a alguien con tu habilidad. Piensa en todo el bien que puedes hacer por los negros.

—Aprecio la oferta y el interés —le dije, y en efecto era así.

No me gustaba desilusionarlo, así que no tuve el valor para decirle que quería ayudar a personas de todas las razas… simplemente a cualquier persona.

—Déjame ver lo que sucede durante el próximo año. Si las cosas no resultan, lo consideraré —añadí.

Nunca lo llamé.

No estoy seguro de haber sabido lo que sucedería al regresar de Australia a Johns Hopkins, pero fue lo opuesto de lo que el otro médico «predijo». A las pocas semanas, empecé a recibir montones de recomendaciones. Pronto tenía más pacientes de los que podía atender.

Después de volver a Baltimore a mediados de 1984, muy pronto fue evidente que los demás me aceptaban como un médico competente en las habilidades quirúrgicas. La razón primordial por la que a menudo le doy gracias al Señor es porque me bendijo con más experiencia durante mi año en Australia de la que muchos médicos adquieren durante toda una vida de ejercicio.

A los pocos meses después de mi regreso, el jefe de neurocirugía pediátrica dejó su puesto para convertirse en presidente
de cirugía en la Universidad Brown. Para ese entonces, de todas
maneras yo estaba haciendo la mayoría de las neurocirugías pe-
diátricas. Así que el doctor Long le propuso a la junta que me
eligieran como el nuevo jefe de neurocirugía pediátrica.[*]

Él le explicó a la junta que, aunque solo tenía treinta y tres
años, contaba con una amplia experiencia y habilidades inva-
luables. «Tengo plena confianza en que Ben Carson puede hacer
el trabajo», me contó después que les había dicho. Ninguna persona de la junta de esa «institución racista» objetó.

¡Cuando el doctor Long me informó del nombramiento,
me alegré a más no poder! También me sentí profundamente
agradecido y humilde. Durante días seguía diciéndome: *No
puedo creer que esto haya ocurrido.* Pienso que era como el
chiquillo que acaba de ver realizarse uno de sus sueños. *Míren-
me, aquí estoy, siendo el neurocirujano en jefe de pediatría en
Johns Hopkins a los treinta y tres años. Esto no puede estarme
sucediendo.*

Otros tampoco querían creerlo. Muchos padres traían a niños muy enfermos a nuestra unidad de neurocirugía pediátrica,
a menudo viajando desde grandes distancias. Cuando entraban
a la sala, más de uno alzaba la vista y preguntaba:

—¿Cuándo vendrá el doctor Carson?

—Ya está aquí —contestaba con una sonrisa—. Soy el doctor Carson.

Me encantaba contemplarlos mientras trataban de contener
su expresión de sorpresa. No sé cuánto de la sorpresa se debía
a que fuera negro o tan joven... o quizás una combinación de
ambas cosas.

Una vez cumplidas las cortesías, me sentaba con ellos y em-
pezábamos a hablar del problema de su hijo o hija. Para cuando
terminaba esa consulta, se daban cuenta de que sabía muy bien

---

[*]Mi título oficial era Profesor Asistente de Cirugía Neurológica, Dirección,
División de Neurocirugía Pediátrica, Universidad y Hospital Johns Hopkins.

de qué estaba hablando. Nadie jamás me dejó plantado.

Una vez, cuando debía hacerle una derivación a una niñita, su abuela preguntó:

—Doctor Carson, ¿ha hecho este procedimiento antes?

—No, en realidad no —dije con seriedad—, pero sé leer bastante bien. Tengo muchos libros médicos, y llevo la mayor parte de ellos conmigo cuando voy a la sala de operaciones.

Ella soltó una carcajada y se dio cuenta de lo ilógica que había sido su pregunta.

—En realidad —bromeé— he hecho esto por lo menos un millar de veces. En ocasiones trescientas a la semana.

Lo dije con una sonrisa, pues no quería abochornarla. Entonces se rió dándose cuenta por la expresión de mi cara y el tono de mi voz que en realidad estaba jugándole una broma.

—Pues bien —dijo ella —, pienso que si usted es quien es, y puesto que está en este cargo, debe reunir las condiciones.

No me sentí ofendido. Sabía que quería de todo corazón a su nieta y deseaba estar segura de que la niña se encontraba en buenas manos. Di por cierto que en realidad estaba diciendo: «Usted parece que ni siquiera hubiera ido a la facultad de medicina». Después de que las conversaciones de este tipo tuvieron lugar varias veces, me acostumbré tanto a las respuestas como a observar las reacciones.

Con frecuencia, recibí más respuestas negativas de los pacientes negros, en particular de los ancianos. Ellos no podían creer que fuera jefe de neurocirugía pediátrica. O si lo era, que me hubiera ganado mi cargo. Al principio me miraban con suspicacia. Se preguntaban si alguien me había dado el cargo como una muestra de integración. En ese caso, daban por cierto que quizás no sabía en realidad lo que estaba haciendo. Sin embargo, a los pocos minutos de la consulta se tranquilizaban y las sonrisas en sus caras me decían que contaba con su aceptación.

De forma extraña, era más fácil tratar con los pacientes blancos, incluso con aquellos en los que podía detectar ciertos prejuicios con claridad. Podía observar sus mentes trabajando, y cómo a la larga razonaban: *Este tipo debe ser increíblemente bueno para estar en este cargo.*

Ahora ya no enfrento ese problema, pues la mayoría de los pacientes saben quién soy y cómo me veo mucho antes de que lleguen acá. No obstante, solía ser muy interesante. El problema ahora radica en lo opuesto, ya que soy conocido en esta especialidad demasiadas personas dicen: «Deseamos que sea el doctor Carson el que haga la operación. No queremos a nadie más». Como consecuencia, mi calendario de operaciones está lleno con meses de antelación.

Poseo la prerrogativa de negarme a aceptar a algunos pacientes, y por supuesto tengo que hacerlo. Es necesario a veces decir que no, pues como es lógico no puedo hacer todas las operaciones. También me siento impulsado a preguntarles a otros médicos si les interesaría realizar esas cirugías. Nunca hubiera aprendido las destrezas que tengo hoy si otros cirujanos no hubieran estado dispuestos a permitirme aceptar casos interesantes y retadores.

Más o menos al año de mi nombramiento en Johns Hopkins enfrenté una de las cirugías más desafiantes de mi vida. La niñita se llamaba Maranda, y no tenía manera de saber la influencia que ella ejercería en mi carrera. Los resultados de su caso también ejercieron un efecto poderoso en la actitud de la profesión médica hacia un proceso quirúrgico controversial.

Capítulo catorce
Una niña llamada Maranda

« Su hospital es el único donde hemos recibido alguna esperanza real», dijo Terry Francisco. Ella se esforzó por mantener su voz firme. «Hemos hablado con muchos médicos y hospitales, y todos acababan diciéndonos que no hay nada que puedan hacer por nuestra hija. Por favor, por favor, ayúdenos». Habían sido tres largos y aterradores años, y conforme los meses se volvieron años, el miedo se convirtió en desesperanza. Angustiada por su hija moribunda, la señora Francisco llamó al doctor John Freeman aquí en Hopkins.

En 1985, cuando supe por primera vez de esa niña de pelo castaño llamada Maranda Francisco, nunca pude haberme imaginado la influencia que ejercería en la dirección de mi carrera: Maranda sería mi primer paciente de hemisferectomía.*

---

*Hace como cincuenta años el doctor Walter Dandy, uno de los primeros neurocirujanos de Johns Hopkins, probó el procedimiento conocido como *hemisferectomía*. Los tres nombres más famosos en la historia de la neurocirugía son Harvey Cushing, Walter Dandy y A. Earl Walker, quienes estuvieron de forma consecutiva a cargo del área de neurocirugía en Hopkins, lo cual se remonta hasta finales del siglo diecinueve.

Dandy intentó una hemisferectomía en un paciente con un tumor, pero este murió. En las décadas de 1930 y 1940, varias personas empezaron a hacer este tipo de intervención. Sin embargo, los efectos colaterales y la mortalidad asociada con la cirugía eran tan grandes que rápidamente perdió terreno como opción quirúrgica viable. A finales de la década d 1950, volvió a emerger como una solución posible para la *hemiplejía infantil* asociada con las convulsiones. Algunos diestros neurocirujanos empezaron a realizar la operación de nuevo, porque ahora tenían la sofisticada ayuda de la electroencefalografía (EEG) y parecía que en muchos pacientes toda la actividad eléctrica anormal provenía de una parte del cerebro. Aunque los resultados de las intervenciones previas habían sido malos, los cirujanos pensaban que ahora podían hacer un mejor trabajo con menos efectos colaterales. Así que lo intentaron. Hicieron por lo menos trescientas cirugías, pero de nuevo la morbilidad y mortalidad resultaron demasiado altas. Muchos pacientes sangraban hasta morir en el quirófano, otros

■ ■ ■

Aunque había nacido normal, Maranda Francisco tuvo su primera crisis de este gran mal a los dieciocho meses, una convulsión característica de la epilepsia que a veces requiere una descarga eléctrica en el cerebro. Dos semanas después, sufrió una segunda crisis y su médico le recetó medicamentos anticonvulsivos.

Para cuando cumplió cuatro años, las convulsiones fueron más frecuentes. También ocurrió un cambio, ya que las mismas de repente solo afectaron el lado derecho de su cuerpo. Ella no perdía el sentido y las convulsiones eran focales (la mitad del gran mal), originándose en el lado izquierdo de su cerebro y trastornando solo el lado derecho de su cuerpo. Cada convulsión

---

sufrían de hidrocefalia o quedaban con serios daños neurológicos, muriendo luego o quedando físicamente no funcionales.

No obstante, en 1940 un médico de Montreal, Teodoro Rasmussen, descubrió algo nuevo acerca de esta rara enfermedad que afectaba a Maranda. Él reconoció que la enfermedad estaba confinada a un lado del cerebro, afectando de forma primaria el lado opuesto del cuerpo (esto se debe a que la parte izquierda del cuerpo está controlada principalmente por la parte derecha del cerebro y viceversa). Con todo, los médicos aún se sentían desconcertados en cuanto a por qué la inflamación se limitaba a un hemisferio del cerebro y no se propagaba al otro. Rasmussen, que opinaba desde hacía mucho tiempo que la hemisferectomía era un buen procedimiento, continuó llevándola a cabo cuando prácticamente todos los demás habían dejado de practicarla.

En 1985, cuando me interesé por primera vez en la hemisferectomía, el Dr. Rasmussen estaba realizando un número reducido de estas cirugías y registrando bastantes problemas. Sugiero dos razones para la alta tasa de fracasos. Primero, los cirujanos seleccionaron a muchos pacientes inapropiados para la operación, los cuales como consecuencia no se sintieron bien después. Segundo, a los cirujanos les faltaba competencia o ciertas destrezas eficaces. Una vez más, la hemisferectomía perdió terreno. Los expertos concluyeron que la operación quizás era peor que la enfermedad, así que era más sabio y humano excluir tales procedimientos.

Incluso hoy, nadie conoce la causa de esta enfermedad. No obstante, algunos expertos han sugerido varias razones posibles: el resultado de una embolia, una anormalidad congénita, un tumor de grado bajo, o el concepto más común, un virus. El doctor John M. Freeman, director de neurocirugía pediátrica de Johns Hopkins, dijo: «Ni siquiera estamos seguros de si lo causa un virus, aunque deja huellas como si lo fuera».

la dejaba tan débil del lado derecho que a veces era incapaz de hablar de forma normal como por alrededor de dos horas. Para cuando me enteré de su situación, estaba sufriendo hasta cien convulsiones al día, a menudo separadas solo por tres minutos, lo que dejaba inútil el lado derecho de su cuerpo. La convulsión empezaba con temblores en la comisura derecha de su boca. Luego el resto del lado derecho de su cara temblaba, seguido por la convulsión de su brazo y pierna derechos, hasta que todo ese lado de su cuerpo se sacudía de manera espasmódica fuera de control para luego perder sus fuerzas.

«Mi hija ya no puede comer», nos dijo su madre. Ella no había permitido que lo intentara más. El peligro de ahogamiento era demasiado grande, así que empezaron a alimentarla mediante un tubo nasogástrico. Aunque las convulsiones afectaban solo su lado derecho, Maranda estaba olvidándose de andar, hablar, comer y aprender, y necesitaba medicinas a cada instante. Como Don Colburn del *Washington Post* lo dijo en un artículo de primera plana, Maranda «vivía su vida entre breves intervalos de convulsiones». Solo durante el sueño estaba libre de ellas. Conforme las mismas se intensificaban, sus padres la llevaron de un especialista a otro y recibieron diagnósticos variados. Más de un médico la diagnosticó de forma equivocada como una epiléptica mentalmente retardada. Cada vez que la familia acudía a un nuevo médico o clínica llena de esperanza, salían desilusionados. Probaron medicinas, dietas, y por consejo de un médico, «una taza de café fuerte dos veces al día».

«Mi hija ha tomado treinta y cinco medicinas diferentes en un momento u otro», dijo Terry. «A menudo le han dado tantas que ni siquiera me reconoce».

No obstante, Luis y Terry Francisco se rehusaron a darse por vencidos con respecto a su única hija. Hicieron preguntas y leyeron todo escrito que pudieron hallar. Luis Francisco trabajaba como gerente en un supermercado, así que eran personas con ingresos solo moderados. Sin embargo, eso no los detuvo. «Si hay algún lugar en la tierra al que tengamos que ir para ayudar a Maranda, lo hallaremos».

A principios de 1984, por fin supieron el nombre de la enfermedad de su hija. El doctor Thomas Reilley, del Centro de Epilepsia Infantil del Hospital Infantil de Denver, después de hablar con otro neurólogo pediatra, sugirió una posible explicación: encefalitis de Rasmussen, una inflamación en extremo rara del tejido cerebral. Y dicho padecimiento progresaba de forma lenta pero continua.

Si el diagnóstico era correcto, Reilley sabía que el tiempo era corto. El mal de Rasmussen conduce de forma progresiva a una parálisis permanente de un lado del cuerpo, el retardo mental, y después a la muerte. Solo la cirugía cerebral ofrecía una posibilidad de salvar a Maranda. En Denver, los médicos pusieron a la niña en coma a través de barbitúricos durante diecisiete horas, con la esperanza de que al detener toda la actividad del cerebro la dinámica de las convulsiones también cesaría. Cuando hicieron que la pequeña se recuperara, de inmediato empezó a tener convulsiones otra vez. Esto por lo menos les indicó que la causa de su epilepsia no era un fallo eléctrico en su cerebro, sino un deterioro progresivo. Una vez más, tal cosa ofreció una mayor evidencia de que se trataba del mal de Rasmussen.

Reilley hizo arreglos para que la examinaran en el Centro Médico de la UCLA, el hospital más cercano con experiencia en el tratamiento de este mal. Una biopsia cerebral les permitió una confirmación adicional del diagnóstico. La familia Francisco recibió entonces el golpe más severo. «Es inoperable», les dijeron los médicos. «No hay nada que podamos hacer».

Ese podría haber sido el fin de la historia de Maranda de no ser por sus tenaces padres. Terry Francisco verificó toda pista que pudo hallar. Tan pronto como oía de alguien que era experto en el campo de las convulsiones, lo llamaba. Cuando esta persona no podía ayudarla, preguntaba: «¿Conoce usted a alguna otra persona? ¿Alguien que pudiera darnos alguna esperanza?» Alguien al fin le sugirió que se pusiera en contacto con el doctor John Freeman en Johns Hopkins debido a su bien ganada reputación en el campo de las convulsiones. Por teléfono, Terry Francisco le explicó todo al jefe de neurología pediátrica. Cuando terminó, oyó las palabras más alentadoras que había recibido en meses.

—Parece que Maranda pudiera ser una buena candidata para una hemisferectomía —le dijo el doctor Freeman.

—¿Lo dice en serio? ¿Piensa que podrían ayudarnos? —preguntó Terry, temerosa de usar una palabra como curación después de tantas desilusiones.

—Pienso que hay por lo menos una buena posibilidad —dijo él—. Mándeme su historia clínica, sus tomografías computarizadas y todo lo que tengan.

John había estado en el Hospital de la Universidad de Stanford antes de que la hemisferectomía perdiera reputación. Aunque él no la había practicado, sabía de dos hemisferectomías exitosas y estaba convencido de que existían opciones quirúrgicas viables.

Sin atreverse a alentar su esperanza, la madre de Maranda fotocopió todo el historial médico que tenía y lo envió por correo el mismo día. Cuando John Freeman recibió el material, lo estudió todo con mucho cuidado y luego vino a verme.

—Ben, quisiera que le echaras un vistazo a esto —dijo entregándome el historial. Me dio la oportunidad de estudiarlo por completo y entonces continuó—. Hay un procedimiento para una hemisferectomía del cual sé que nunca has oído hablar…

—He oído sobre eso —le dije—, pero en realidad nunca lo he practicado.

Había escuchado al respecto solo hacía poco. Al buscar más información, examiné un texto médico y vi el material en cuanto a la hemisferectomía, así que lo estudié. Allí no se vislumbraba mucho optimismo en cuanto a la cirugía.

—Pienso que una intervención de esas pudiera salvar a la niña —me comentó.

—¿Honestamente tienes tanta confianza en el procedimiento?

—La tengo —afirmó mientras sus ojos sostenían mi mirada.

—¿Piensas que pudieras hacer ese tipo de cirugía en el caso de esta niña? —preguntó.

Mientras consideraba cómo responder, John pasó a explicarme las razones que respaldaban su fe en que un procedimiento quirúrgico así se podría hacer sin los terribles efectos colaterales.

—Me suena razonable —contesté entusiasmado por otro reto.

Sin embargo, no me lanzaría a intentar un nuevo tipo de cirugía sin más información. Además, John Freeman no lo hubiera querido de otra manera.

—Permíteme informarme más para darte después una respuesta clara.

Comenzando ese día, leí artículos y revistas que detallaban los problemas que causaban la alta tasa de complicaciones y mortalidad. Luego pensé mucho en cuanto al procedimiento y examiné los CT y el historial médico de Maranda. Por último, pude decir: «John, no estoy seguro, pero pienso que es posible. Permíteme considerarlo un poco más».

Él y yo hablamos y continuamos estudiando el historial, llamando al final por teléfono a la familia Francisco. Los dos conversamos con la señora y le explicamos que consideraríamos hacer una hemisferectomía. No le hicimos ninguna promesa, y ella lo entendió.

«Tráigala para que la evaluemos», le dije. «Solo así podremos darle una respuesta definitiva».

Tenía ganas de conocer a Maranda, y me alegré de que pocas semanas más tarde la trajeran a Hopkins para una evaluación. Recuerdo haber pensado lo linda que era y sentir un pesar muy grande por esta niña. Maranda, en ese entonces de cuatro años, era de Denver, y solía decirnos: «Soy de Denverado».

Después de extensos exámenes y de conversar mucho con John Freeman y otras personas con las que consulté, al fin estuve listo para darles mi decisión. Ya que el papá de Maranda había regresado al trabajo, me senté a hablar con Terry Francisco.

—Estoy dispuesto a intentar una hemisferectomía —le dije—, pero quiero que sepa que nunca he hecho una antes. Es importante que usted entienda esto...

—Doctor Carson, cualquier cosa... cualquier cosa que usted pueda hacer. Todos los demás ya se dieron por vencidos.

—Es una operación peligrosa. Maranda bien puede morir en el quirófano —expliqué.

Pronuncié las palabras con suficiente libertad, pero también percibiendo lo terrible que podrían ser para esa madre. Sin embargo, pensaba que era importante informarle todo hecho negativo.

—Ella bien puede quedar con limitaciones significativas, incluyendo un serio daño cerebral —añadí manteniendo mi voz en calma, sin querer asustarla, pero también sin darle falsas esperanzas.

—Y si no accedemos a la cirugía —me dijo fijando sus ojos en los míos—, ¿qué le pasará a Maranda?

—Empeorará y morirá.

—Entonces no nos queda otra alternativa, ¿verdad? Si hay alguna esperanza para ella, aunque sea una pequeña esperanza... —el fervor de su cara mostraba con claridad la emoción que había atravesado para llegar a su decisión— entonces, por favor, opérela.

Una vez que estuvo dispuesta a que se llevara a cabo la intervención, ella y su esposo, Luis, hablaron con su hija. Terry, usando una muñeca, le mostró a Maranda dónde le abriría la cabeza, incluso trazó líneas sobre la muñeca.

—También acabarás con el pelo muy corto.

Maranda dejó escapar una risita. Le gustaba la idea.

Segura de que su hija entendía todo lo que era capaz de entender a sus cuatro años, Terry dijo:

—Cariño, si quieres algo especial antes de la intervención, dímelo.

—No quiero tener más convulsiones —pidió Maranda, fijando sus ojos cafés en la cara de su madre.

Reprimiendo las lágrimas, Terry abrazó a su hija. La apretó como si nunca quisiera soltarla.

—Esto es lo que nosotros también queremos —dijo.

La noche antes de la cirugía fui hasta el salón de juegos de pediatría. La familia Francisco estaba sentada en el borde de un cajón de juegos, un área especial que a los niños les gusta mucho. Una pequeña jirafa con ruedas estaba en medio del cuarto. Había camiones y carros esparcidos por todo el piso. Alguien había alineado los peluches contra la pared. La señora Francisco me saludó con calma, alegre. Me asombró su estado y el brillo de sus ojos. Su serenidad me animó al saber que se sentía en paz y lista para aceptar cualquier cosa que sucediera. Maranda se divertía con algunos juguetes.

Aunque les había advertido de las posibles complicaciones de la cirugía cuando firmaron su consentimiento, quería asegurarme de que lo habían oído todo. Entonces, sentado en el borde de ese cajón con la pareja, de forma cuidadosa y pausada les describí toda fase de la cirugía.

—Obviamente ustedes ya tienen algo de información en cuanto a lo que hay que hacer —les dije—, porque ya han hablado con el neurólogo pediatra. Esperamos que la cirugía dure como cinco horas. Hay una gran posibilidad de que Maranda pueda sangrar hasta la muerte en la misma mesa de operaciones. Existe el riesgo de que quede paralizada y nunca más vuelva a hablar. Hay una multitud de probabilidades de hemorragia e infecciones, así como de otras complicaciones neurológicas. Por otro lado, todo puede salir bien y nunca más volver a tener convulsiones. No tenemos una bola de cristal, por lo que no hay manera de saberlo.

—Gracias por explicárnoslo —dijo la señora Francisco—. Lo entendemos.

—Hay otra cosa que sabemos —añadí—. Quiero que comprendan que si no hacemos nada, la enfermedad continuará empeorando hasta que ya no puedan tenerla fuera del hospital. Luego morirá.

Ella asintió con la cabeza, demasiado conmovida como para arriesgarse a hablar; pero me di cuenta de que captó por completo lo que había dicho.

—El riesgo para Maranda es doble —proseguí—. La lesión está en su lado izquierdo, su lado dominante del cerebro.

En la mayoría de las personas diestras, el hemisferio izquierdo domina el habla, el lenguaje y el movimiento del lado derecho del cuerpo.

—Quiero recalcar —dije, haciendo una pausa para cerciorarme de que entendían por completo— que el principal riesgo a largo plazo, incluso si sobrevive a la operación, es que ella no podrá hablar, o tal vez quede paralizada de forma permanente del lado derecho. Quiero que vean con claridad el riesgo que enfrentan.

—Doctor Carson, conocemos el riesgo —dijo Luis—. Lo que sea que tenga que suceder, sucederá. Esta es nuestra única posibilidad, doctor Carson. De otra manera, daría igual que ella estuviera muerta ahora mismo.

Cuando me puse de pie para marcharme, les dije a los padres:

—Ahora bien, tengo una tarea que asignarles. Les doy esta tarea a todo paciente y todo pariente antes de la cirugía.

—Lo que sea —dijo Terry.

—Lo que sea que quiera que hagamos —indicó Luis.

—Eleven sus oraciones. Pienso que eso en realidad ayuda.

—Ah, sí, sí —dijo Terry sonriendo.

Siempre les digo eso a los padres debido a que yo lo creo así. Todavía no he encontrado a alguien que discrepe conmigo en esto. Aunque evito los debates religiosos con mis pacientes, me gusta recordarles de la presencia amorosa de Dios. Pienso que con lo poco que digo basta.

Me sentí algo inquieto esa noche cuando me fui a casa, pensando en la operación y el potencial desastre. Había hablado al respecto con el doctor Long, el cual me había dicho que una vez había hecho una hemisferectomía. Recorrimos el procedimiento paso a paso. Solo después me percaté de que no le había preguntado si esa única cirugía que había hecho resultó exitosa.

Muchas cosas podían salir mal con Maranda, pero había llegado a la conclusión años antes de que el Señor nunca me permitiría involucrarme en algo de lo que no pudiera librarme.

Así que no pasaría demasiado tiempo afanándome. Había adoptado la filosofía de que si alguien iba a morir si no hacíamos nada, no teníamos nada que perder al intentarlo. Con certeza, no teníamos nada que perder con Maranda. Si no procedíamos a hacer la hemisferectomía, la muerte era inevitable. Le daríamos a esta linda niñita por lo menos una probabilidad de vivir.

Así que al final dije: «Señor, si Maranda muere, muere; pero sabremos que hicimos todo lo más que podíamos por ella». Con ese pensamiento, sentí paz y me fui a dormir.

Capítulo quince

Con el corazón roto

En cierto sentido, estaba adentrándome en un procedimiento quirúrgico de avanzada... si triunfaba. Los cirujanos habían registrado tan pocos casos de recuperación funcional plena que la mayoría de los médicos ni siquiera considerarían viable la hemisferectomía.

Haría lo mejor que pudiera. Iba a la operación con dos cosas claras: primero, si no operaba, Maranda Francisco empeoraría y moriría. Segundo, había hecho todo lo posible a fin de prepararme para esta operación, así que ahora podía dejar los resultados en las manos de Dios.

Pedí que me ayudara el doctor Neville Knuckey, uno de nuestros residentes jefes, a quien había conocido durante mi año en Australia. Neville había llegado a Hopkins para un internado y lo consideraba en extremo capaz.

Desde el mismo principio de la operación tuvimos problemas, así que en lugar de las esperadas cinco horas nos quedamos en la mesa de operaciones el doble de tiempo. Fue necesario pedir de continuo más sangre. El cerebro de Maranda estaba muy inflamado, y sin que importara dónde lo tocara un instrumento, empezaba a sangrar. No fue una operación larga, pero fue una de las más difíciles que haya hecho jamás.

La dramática cirugía empezó de forma sencilla, con una incisión trazada en la parte baja del cráneo. El cirujano ayudante succionaba la sangre con un tubo que sostenía en la mano mientras yo cauterizaba los pequeños vasos. Una por una, colocamos grapas de acero en el borde de la incisión para mantenerla abierta. El pequeño quirófano estaba frío y callado.

Entonces corté más profundo a través de una segunda capa del cráneo. De nuevo se sellaron los vasos pequeños y un tubo de succión extrajo la sangre.

Perforé seis orificios en el cráneo de Maranda, cada uno del tamaño del botón de una camisa. Los agujeros formaban un semicírculo, el cual empezaban frente a su oreja izquierda y describía una curva alrededor de su sien, por encima y hacia abajo de la oreja. Llenamos cada agujero con cera de abeja purificada para amortiguar la sierra. Luego, con una sierra neumática, conecté los agujeros para formar una incisión y levanté el lado derecho del cráneo dejando expuesta la cubierta externa de su cerebro.

Su cerebro estaba hinchado y endurecido de una forma anormal, lo que hacía más difícil la cirugía. El anestesiólogo inyectó una droga en su conducto intravenoso para reducir la hinchazón. Luego Neville insertó un delgado catéter a través de su cerebro hasta el centro de su cabeza, donde drenaría el exceso de fluido.

Con lentitud y cuidado, avancé milímetro a milímetro durante ocho tediosas horas por el hemisferio izquierdo inflamado de su cerebro. Los pequeños instrumentos quirúrgicos se movían con todo cuidado, un milímetro a la vez, separando los tejidos y los vasos sanguíneos vitales, tratando de no tocar ni dañar las otras partes frágiles del cerebro. Las largas venas en la base de su cráneo sangraban de forma profusa mientras buscaba el plano, la línea delicada que separa el cerebro y los vasos. No fue fácil manipular el cerebro para separarlo de las venas que hacían circular la vida por su pequeño cuerpo.

Maranda perdió casi nueve unidades de sangre durante la operación. Reemplazamos casi dos veces su volumen normal de sangre. Durante las largas horas las enfermeras mantuvieron a los padres de Maranda informados de lo que estaba sucediendo. Yo pensaba en su espera y sus preguntas. Cuando mis pensamientos se volvían a Dios, le agradecía por su sabiduría, por ayudarme a guiar mis manos.

Al fin terminamos. Cosimos con cuidado su cráneo en su lugar con fuertes suturas. Por fin Neville y yo nos hicimos a un lado. La experta enfermera del quirófano recibió de mi mano el último instrumento. Me permití el lujo de flexionar mis hombros y hacer girar mi cabeza. Neville y yo, así como el resto de nuestro equipo, sabíamos que habíamos logrado extirpar con éxito el hemisferio izquierdo del cerebro de Maranda. Habíamos realizado lo «imposible». *Sin embargo, ¿qué sucederá ahora?*, pensé. No sabíamos si las convulsiones se acabarían. No sabíamos si alguna vez ella volvería a caminar o hablar. Podíamos hacer solo una cosa: esperar y ver.

Neville y yo nos hicimos a un lado mientras las enfermeras levantaban la sábana estéril y el anestesiólogo desconectaba y desenchufaba los varios instrumentos con que había registrado los signos vitales de Maranda. La separaron del respirador artificial y ella empezó a respirar por su cuenta.

La observé con detenimiento, tratando de observar algún movimiento voluntario. No hubo ninguno. Ella se movió un poco cuando se despertó en el quirófano, pero no respondió cuando la enfermera la llamó por su nombre. No abrió los ojos. *Es muy pronto*, pensé mirando a Neville. *Ella se despertará dentro de poco.* No obstante, ¿lo haría? No teníamos manera de saberlo con certeza.

Lo familia Francisco habían pasado más de diez horas en la sala de espera, diseñada para los familiares de los pacientes de cirugía. Habían rechazado las sugerencias de ir a tomar algo o dar una caminata, sino que se quedaron orando y esperando. Los salones son cómodos, decorados con colores suaves, tan confortables como puede serlo una sala de espera. Algunas revistas, libros e incluso rompecabezas están esparcidos por todas partes para ayudar a los familiares a pasar el tiempo. Sin embargo, como una de las enfermeras me contó más tarde, cuando las horas de la mañana se extendieron a las de la tarde, los padres de Maranda permanecieron muy quietos. La expresión de caras lo decía todo: estaban muy preocupados.

Seguí a la camilla de Maranda al salir del quirófano. Ella se veía pequeña y vulnerable bajo la pálida sábana verde mientras el ordenanza la empujaba por el corredor hacia la unidad de cuidados intensivos pediátrica. Una botella intravenosa colgaba de un pedestal en la camilla. Sus ojos estaban hinchados por haber estado bajo la anestesia durante diez horas. Los cambios en los principales fluidos de su cuerpo habían alterado el funcionamiento de su sistema linfático, lo cual producía hinchazón. El hecho de tener el tubo del respirador en su garganta por diez horas había hinchado enormemente sus labios, y su cara se veía grotesca.

Sus padres, alertas al menor sonido, oyeron la camilla traqueteando por el pasillo y corrieron a recibirnos.

—¡Esperen! —dijo Terry con suavidad.

Sus ojos estaban enmarcados por un círculo rojo y su cara se veía pálida. Se acercó a la camilla, luego se inclinó y besó a su hija. Los ojos de Maranda parpadearon y se abrieron por un segundo.

—Los quiero, mamá y papá —dijo.

Terry se echó a llorar de alegría, y Luis se limpió los ojos con la mano.

—¡Ella habló! —dijo emocionada una enfermera—. ¡Ella habló!

Me quedé allí de pie, asombrado y entusiasmado mientras participaba en silencio de ese increíble momento.

Habíamos esperado que se recuperara, pero ninguno de nosotros había considerado que ella pudiera estar tan alerta tan rápido. En silencio, le agradecí a Dios por restaurarle la vida a esta preciosa niñita. De repente, recuperé la respiración en medio de mi asombro, mientras el significado de su conversación llegaba a *mi* cerebro.

Maranda había abierto los ojos. Había reconocido a sus padres. Estaba hablando, oyendo, pensando, respondiendo.

Le habíamos extirpado la mitad izquierda de su cerebro, la parte dominante que controla el área del habla. ¡Sin embargo, estaba hablando! Ella estaba un poco intranquila, incómoda en la estrecha camilla. Estiró la pierna derecha, movió el brazo derecho… ¡el lado controlado por la mitad de su cerebro ya extirpado!

Las noticias se regaron por el corredor, y todo el personal, incluyendo a las oficinistas y los auxiliares de la sala, corrió para verlo con sus propios ojos.

«¡Increíble!»

«¿No es grandioso?»

Incluso escuché a una mujer decir: «¡Alabado sea el Señor!»

■ ■ ■

El éxito de la operación era enormemente importante para Maranda y su familia, pero no se me ocurrió que fuera digno de convertirse en una noticia en particular. En tanto que era un suceso de avanzada, lo veía como inevitable. Si no hubiera tenido éxito, con el tiempo algún otro neurocirujano lo hubiera logrado. No obstante, pareció como si todos los demás consideraran que se trataba de un gran asunto para los medios noticiosos. Empezaron a llegar reporteros de todas partes, llamaban, querían fotografías y declaraciones. Don Colburn, del *Washington Post*, me entrevistó y escribió una larga crónica asombrosamente precisa de la operación y el seguimiento de la familia más tarde. El programa de televisión *Evening Magazine* (llamado *PM Magazine* en algunas áreas) realizó una serie en dos partes sobre las hemisferectomías.

Maranda contrajo una infección después, pero pronto la eliminamos con antibióticos. Ella continuó mejorando y le ha ido extraordinariamente bien. Desde la operación, en agosto de 1985, Maranda Francisco ha logrado su único deseo: no ha tenido más convulsiones. Sin embargo, le falta una coordinación motora aguda en los dedos de la mano derecha y camina con una ligera cojera, la cual ya tenía desde antes de la operación. Ella está tomando lecciones de baile ahora.

Maranda apareció en el *Phil Donahue Show*. Los productores querían que también me presentara en el programa, pero decliné la invitación por varias razones. Primero, estoy preocupado por la imagen que proyecto. No quiero convertirme en una personalidad del mundo del espectáculo o que se me conozca como el médico de las celebridades. Segundo, estoy consciente de la sutileza de que se me llame, reconozca o admire en el ámbito televisivo. El peligro radica en que si uno oye con suficiente frecuencia lo maravilloso que es, empieza a creérselo por mucho que se esfuerce en resistirse. Tercero, aunque ya había realizado mis exámenes escritos para la certificación como neurocirujano, todavía no había llevado a cabo los orales ante la junta. Para hacerlo, los candidatos deben presentarse ante una junta de neurocirujanos. Durante un día entero le hacen a uno toda clase de preguntas inimaginables. El sentido común me decía que tal vez no mirarían con muy buenos ojos a alguien que consideraban aclamado por los medios de comunicación. Pensaba que tenía más que perder que ganar si me presentaba en los programas de opiniones. Así que decliné. En cuarto lugar, no quería despertar celos entre otros profesionales ni que mis colegas dijeran: «Ah, este hombre piensa que es el mejor médico del mundo». Tal cosa les ha sucedido a otros excelentes médicos debido a su exposición en los medios de comunicación.

Así que, debido a que John Freeman participó en la cirugía, le hablé sobre estas presentaciones en público. Él es mayor, un profesor veterano y muy respetado. «John», le dije, «nadie puede hacerte nada y no importa lo que algún médico envidioso pudiera pensar de ti. Te has ganado tu reputación y ya gozas de un gran respeto. Por lo tanto, a la luz de todo eso, ¿por qué no vas tú?»

A John no le entusiasmaba eso de presentarse en televisión, pero entendió mis razones. «Está bien, Ben», dijo. Como consecuencia, él se presentó en el *Phil Donahue Show* y explicó cómo funciona la hemisferectomía.

Aunque ese fue mi primer encuentro con los medios de comunicación, mi tendencia es a retraerme de ciertos tipos de cobertura a través de la televisión, la radio y la prensa. Cada vez que me hablan, examino con cuidado la oferta antes de decidir si vale la pena. Hay una pregunta principal que quiero que se me responda: «¿Cuál es el propósito de la entrevista?» Si la cuestión de fondo es proporcionarme publicidad o proveer una diversión casera, les digo que no quiero tener nada que ver con eso.

■ ■ ■

Maranda se las arregla bien sin la mitad de su cerebro debido a un fenómeno que llamamos plasticidad. Sabemos que las dos mitades del cerebro no están divididas rígidamente como en un tiempo se pensaba. Aunque ambas tienen funciones distintas, un lado tiene la principal responsabilidad por el lenguaje y el otro por la habilidad artística. Sin embargo, los cerebros de los niños tienen una superposición considerable. En la plasticidad, las funciones que en un tiempo eran gobernadas por un conjunto de células del cerebro las asume otro conjunto. Nadie entiende con exactitud cómo funciona esto.

Mi teoría, y otros varios en el campo concuerdan con ella, es que cuando los seres humanos nacen tienen células indiferenciadas que todavía no se han desarrollado en lo que se supone que deben ser. O como a veces digo: «Todavía no han madurado». Si algo les sucede a las células ya diferenciadas, las células no definidas todavía tienen la capacidad de cambiar y reemplazar a las que fueron destruidas a fin de asumir su función. Conforme envejecemos, estas células multipotenciales o todopotenciales se diferencian cada vez más, de manera que quedan menos de las mismas que pueden cambiar para desempeñar alguna otra función.

Para cuando el niño llega a los diez o doce años, la mayoría de estas células potenciales ya han decidido lo que harán, así que ya no tienen la capacidad de cambiar de funciones a otra área del cerebro. Por eso la plasticidad solo funciona en los niños.

Sin embargo, no solo miro la edad del paciente, también considero el tiempo que dura la enfermedad. Por ejemplo, debido a sus convulsiones intratables, le practiqué una hemisferectomía a Cristina Hawkins, de veintiún años de edad.

En su caso, las convulsiones comenzaron cuando tenía siete años y habían progresado poco a poco. Mi teoría era —y resultó ser correcta— que puesto que su cerebro había empezado a destruirse lentamente desde los siete años, existía la posibilidad de que muchas de sus funciones hubieran sido transferidas a otras áreas durante el proceso. Aunque su edad era mayor que la de cualquiera de mis otros pacientes, seguimos adelante con dicha intervención.

Cristina regresó a sus estudios con un puntaje promedio de tres punto cinco.

Veintiuno de mis veintidós pacientes han sido mujeres. No puedo explicar ese hecho. En teoría, los tumores cerebrales no se presentan más a menudo en el sexo femenino. Pienso que se trata de una casualidad y que con el paso de los años las cifras se igualarán.

Carol James, mi auxiliar médica y mi mano derecha, con frecuencia bromea diciéndome: «Esto se debe a que las mujeres necesitan solo la mitad de su cerebro para pensar tan bien como los hombres. Por eso tú puedes hacer esta operación en tantas mujeres».

■ ■ ■

Calculo que el noventa y cinco por ciento de los niños con hemisferectomía ya no tienen convulsiones. El otro cinco por ciento las tiene solo de vez en cuando. Más del noventa y cinco por ciento ha mejorado intelectualmente después de la cirugía, pues ya no están a cada instante afectados por las convulsiones y no tienen que tomar tantos medicamentos. Diría que el ciento por ciento de los padres de tales pacientes se siente encantado. Y por supuesto, cuando ellos se sienten satisfechos con los resultados, nosotros también nos sentimos así.

La hemisferectomía está llegando a ser más aceptada ahora. Otros hospitales incluso están empezando a practicarla. Por ejemplo, sé que hasta finales de 1988 algunos cirujanos de la UCLA han hecho por lo menos seis. Hasta donde tengo conocimiento, he practicado más que cualquier otro que esté activo en el ejercicio de la medicina. (El doctor Rasmussen, todavía vivo, ya no ejerce su profesión.)

Una razón principal para nuestra alta tasa de éxito en Hopkins es que tenemos una situación única en la cual trabajamos extremadamente bien juntos en neurología pediátrica y neurocirugía. Contrario a lo que observé unas pocas veces en Australia, en nuestro caso no tenemos que depender de un superastro. Durante mi año en Australia noté que algunos consultantes no estaban interesados en ver que alguna otra persona triunfara. Por lo tanto, parecía que los que estaban bajo su mando no trataban siempre de hacer lo mejor posible.

Me gusta elogiar los esfuerzos cooperativos de nuestra unidad de cuidados intensivos pediátricos. Es más, esa unión se impregna en todo aspecto de nuestro programa aquí, incluyendo al personal de oficina. Somos amigos, trabajamos bien juntos, estamos dedicados a aliviar el dolor, y nos interesamos además por los problemas mutuos.

Somos un equipo, y Ben Carson es solo una parte del mismo.

■ ■ ■

De todas las hemisferectomías que he hecho, solo un paciente ha fallecido. Desde entonces he llevado a cabo alrededor de otras treinta. La niña más pequeña a la que le he practicado una de estas cirugías tenía tres meses de edad, Keri Joyce. La intervención fue bastante rutinaria, pero ella tuvo una hemorragia después debido a la falta de plaquetas en su sangre. Ese daño afectó el hemisferio bueno residual. Con todo, una vez que el problema estuvo bajo control, empezó a recuperarse y ya no tuvo más convulsiones.

Mi experiencia emocional más dolorosa fue con Jennifer.[*]

La operamos por primera vez cuando tenía solo cinco meses de edad.

Jennifer estaba teniendo terribles convulsiones y su pobre madre estaba devastada por todo eso. Dichos ataques habían empezado a los pocos días de su nacimiento.

---

[*] Este no es su nombre real.

Después de varios encefalogramas, tomografías computarizadas, imágenes por resonancia magnética y análisis regulares, descubrimos que la mayoría de las actividades anormales parecían provenir de la parte de atrás de su hemisferio derecho. Luego de estudiar todo con cuidado, decidí extirpar solo la parte trasera.

La operación pareció exitosa. Ella se recuperó con rapidez y la frecuencia de sus convulsiones se redujo de forma notoria. Empezó a responder a nuestras voces y a estar más alerta. No obstante, esto fue solo por un tiempo.

Más tarde las convulsiones empezaron de nuevo. El 2 de julio de 1987 la llevé a cirugía y le extirpé el resto del hemisferio derecho. La operación transcurrió sin tropiezos ni problemas. La pequeña Jennifer se despertó luego de la intervención y empezó a mover todo su cuerpo.

La cirugía de Jennifer había llevado solo ocho horas, mucho menos tiempo que otras. Sin embargo, pensé que debido a que solo tenía once meses de edad, el trabajo me había costado mucho más de lo normal. Cuando salí de la sala de operaciones estaba agotado por completo… y eso no es normal en mí.

Poco después de esa operación me fui a casa, lo que representa un viaje de cerca de treinta y cinco minutos. Como a tres kilómetros antes de que llegara, mi buscador personal empezó a timbrar. Aunque la causa de la emergencia podía estar relacionada con otra media docena de casos, de modo intuitivo supe que algo le había pasado a Jennifer. «¡Ay, no!», gemí. «No a esa niña».

Puesto que estaba tan cerca, volé hasta la casa, entré corriendo y llamé al hospital. La enfermera jefa me dijo: «Poco después de que te fuiste, Jennifer sufrió un síncope cardíaco. Están resucitándola ahora». Le expliqué con rapidez la emergencia a Candy, me subí de nuevo al auto, e hice el viaje de treinta y cinco minutos en solo veinte.

El equipo estaba todavía resucitando a la pequeña cuando llegué. Me uní a ellos y seguimos trabajando para hacer todo lo posible por revivirla. *Dios, por favor, no permitas que se muera. Por favor.*

Después de una hora y media miré a la enfermera, pero sus ojos decían lo que ya sabía. «Ella no volverá», declaré.

Necesité un montón de fuerza de voluntad para no llorar por la pérdida de esa niña. De inmediato me di la vuelta y fui con rapidez hasta el salón donde los padres esperaban. Sus asustados ojos buscaron los míos. «Lo lamento…», dije, y eso fue todo lo que pude pronunciar. Por primera vez en mi vida adulta empecé a llorar en público. Me sentía muy mal por los padres y su terrible pérdida. Ellos habían atravesado los altibajos de la preocupación, la fe, el desaliento, el optimismo, la esperanza y la aflicción en los once meses de vida de Jennifer.

«Ella era una de esas niñas de espíritu luchador», me oí decirles a los padres. «¿Por qué no lo logró?» Nuestro equipo había hecho un buen trabajo, pero a veces enfrentamos circunstancias fuera de nuestro control médico.

Al contemplar la aflicción grabada en sus rostros, me di cuenta de que era más de lo que podía aguantar. Jennifer era su única hija. Su madre había tenido sus propios problemas significativos de salud y estaba bajo tratamiento en los Institutos Nacionales de la Salud en Bethesda. Entre sus problemas y los de su hijita, me pregunté: *¿No se acerca esto bastante a las pruebas del patriarca Job en la Biblia?*

Ambos padres lloraban, y tratamos de consolarnos unos a otros. La doctora Patty Vining, una de las neurólogas pediatras que había estado conmigo durante la operación, entró en el salón. Estaba tan afectada emocionalmente por la pérdida como yo. Ambos tratamos de consolar a la familia mientras superábamos el dolor.

No puedo recordar haber sentido una pérdida tan devastadora antes. El dolor era tan profundo que parecía como si todos mis seres queridos en el mundo hubieran muerto a la vez.

La familia estaba deshecha, pero para crédito de ellos fueron comprensivos. Admiré su valentía cuando se marcharon después de la muerte de Jennifer. Conocían los riesgos que estaban corriendo, y también que la hemisferectomía era la única manera de salvarle la vida a su hija. Ambos padres eran muy inteligentes, e hicieron muchas preguntas. Quería revisar el historial médico, el cual le mostramos sin reservas. En más de una ocasión hablaron con el anestesiólogo. Después que nos reunimos en varias ocasiones, quedaron satisfechos al saber que habíamos hecho todo lo posible por su hijita. Nunca descubrimos por qué murió Jennifer. La operación fue un éxito. Nada en la autopsia mostró que algo hubiera salido mal. Como a veces sucede, la causa de su muerte sigue siendo un misterio.

■■■

Aunque continué trabajando, durante los próximos días viví bajo una nube de depresión y dolor. Incluso hoy, cuando me permito meditar en la muerte de Jennifer, todavía me afecta, sintiendo que las lágrimas comienzan a brotar.

Como cirujano, la tarea más dura que tengo es comunicarles a los padres malas noticias acerca de un hijo. Desde que llegué a ser papá, esto es incluso más duro, porque ahora tengo algunos indicios de cómo los padres se sienten cuando un hijo se enferma. Pienso que eso lo hace más difícil. Cuando las noticias son malas, no hay nada que pueda hacer o decir que mengüe la situación.

Sé cómo me sentiría si uno de mis hijos tuviera un tumor cerebral. Me sentiría como si estuviera hundiéndome en la mitad del océano y suplicara que alguien, cualquiera, me lanzara un salvavidas. Existe un temor que no se puede expresar con palabras, que va más allá de todo pensamiento racional. Muchos de los padres que veo vienen a Hopkins con esa clase de desesperanza.

Incluso ahora no estoy seguro de que me haya repuesto por completo de la muerte de Jennifer. Cada vez que un paciente muere, quizás yo lleve una cicatriz emocional, tal como las personas reciben una herida emocional cuando muere un familiar.

Pude salir de la nube de depresión al recordarme a mí mismo que hay muchas otras personas que necesitan ayuda, y que es injusto para ellas que permanezca atascado en estos fracasos. Al pensar en mi propia reacción, también me doy cuenta de que cada vez que opero y sucede algo que hace que al paciente no le vaya bien, siento una aguda responsabilidad por el resultado. Es posible que todos los médicos que se interesan profundamente por sus pacientes reaccionen de esa manera. A veces me he torturado pensando: *Si no hubiera hecho la cirugía, tal vez eso no hubiera sucedido. O si algún otro la hubiera hecho, quizás los resultados hubiesen sido mejores.*

También sé que tengo que actuar de manera racional en cuanto a estas cosas. A menudo encuentro consuelo al darme cuenta de que el paciente hubiera muerto de todas maneras y hemos hecho un valiente esfuerzo para salvarle la vida. Al mirar hacia atrás, a mi propia historia de cirugías y al trabajo que hacemos en Hopkins, recuerdo que miles habrían muerto si no hubiéramos intervenido.

Algunos le hacen frente a sus fracasos con mayor facilidad que otros. Probablemente es obvio, por lo que he dicho acerca de mi necesidad de obtener logros y ser lo mejor que puedo ser, que no manejo bien el fracaso. Le he dicho a Candy varias veces: «Pienso que el Señor sabe eso, así que impide que me suceda demasiado a menudo».

A pesar de mi aflicción por Jennifer y los días que me llevó recuperarme de su muerte, no creo en mantenerme emocionalmente distante de los pacientes. Trabajo con seres humanos y opero a criaturas de Dios, personas que sufren dolor y necesitan ayuda. No sé cómo puedo tener la vida de una niña en mis manos al trabajar en su cerebro y aún así no sentirme involucrado. Siento en particular fuertes lazos con los niños, los que parecen ser muy indefensos y no han tenido la posibilidad de vivir una vida plena.

Capítulo dieciséis

La pequeña Beth

Beth Usher se cayó de un columpio en 1985 y se hizo un chichón pequeño, nada de lo que alguien debería preocuparse en ese entonces. Poco después, aquel chichón le produjo su primera convulsión leve, o así pensaron. ¿Qué más podía haber sido la causa? Beth, nacida en 1979, era una niña perfectamente sana.

Una convulsión es algo que asusta, en especial a los padres que no han visto una antes. Los médicos con los que hablaron les dijeron que no había nada de qué preocuparse. Beth no *se veía* enferma ni actuaba como tal, así que los médicos los tranquilizaron. «Esto puede suceder después de un golpe en la cabeza», dijeron. «Las convulsiones cesarán».

Sin embargo, no fue así. Un mes más tarde tuvo otra. Sus padres empezaron a preocuparse. Su médico le recetó una medicina para detener las convulsiones, por lo que sus padres se tranquilizaron. Pensaron que todo estaría bien ahora, pero pocos días después ella tuvo otra convulsión. El remedio no las detenía. A pesar de la buena atención médica, los ataques tuvieron lugar con mayor frecuencia.

El papá de Beth, Brian Usher, era entrenador auxiliar de fútbol en la Universidad de Connecticut. Su madre, Kathy Usher, ayudaba en la dirección del club de recaudación de fondos del departamento atlético. Brian y Kathy buscaron toda clase de información médica, hicieron preguntas, hablaron con personas en el plantel y fuera del mismo, decididos a buscar alguna manera de detener las convulsiones de su hija. No obstante, sin que importara lo que hicieran, las convulsiones aumentaron cada vez más.

Para crédito suyo, Kathy Usher es una investigadora implacable. Un día, leyó un artículo en la biblioteca acerca de las hemisferectomías que estábamos haciendo en Johns Hopkins. Ese mismo día telefoneó al doctor John Freeman. «Desearía tener más información acerca de las hemisferectomías», empezó. En pocos minutos le contó la triste historia de su pequeña.

John programó una cita para ellos en julio de 1986 y trajeron a Beth a Baltimore. Los conocí ese día, y tuvimos una larga conversación acerca de Beth. John y yo la examinamos y revisamos su historial médico.

En esos momentos, a Beth le estaba yendo bastante bien. Las convulsiones eran menos frecuentes, reduciéndose como a diez por semana. Ella era una niña brillante, vivaz y preciosa.

Como había hecho antes con los padres, les expliqué los peores resultados posibles, pues sé que cuando las personas conocen todos los hechos, pueden tomar una decisión más sabia.

Cuando escuchó todo, Kathy Usher me preguntó: «¿Cómo podemos atravesar por todo esto? Beth parece estar mejorándose».

John Freeman y yo comprendimos su renuencia y no tratamos de obligarla a tomar una decisión. Era terrible pensar en someter a su niña brillante y feliz a una cirugía de tipo radical. Su vida estaba en juego. Beth estaba todavía en buena forma, lo que hacía de su situación algo inusual. Cuando un niño está cercano a la muerte, los padres tienen menos lucha para llegar a una decisión. Por lo general, acaban diciendo algo como: «Ella puede morir. Si no hacemos nada, definitivamente la perderemos. Con la cirugía, por lo menos tendrá una probabilidad».

No obstante, los padres de Beth concluyeron: «A ella le está yendo demasiado bien. Es mejor que no lo hagamos».

Por nuestra parte, no hicimos nada para presionarlos o insistir en la cirugía.

La familia Usher regresó a Connecticut con esperanza, indecisión y ansiedad. Las semanas pasaron y las convulsiones de Beth poco a poco aumentaron. Conforme se hacían más frecuentes, empezó a perder el uso de parte de su cuerpo.

En octubre de 1986, la familia volvió a Hopkins para que le hicieran otros análisis a Beth. Vi un serio deterioro en su condición en apenas tres meses. Su habla ahora era enrevesada. Una de las cosas que queríamos saber era si el control del habla había sido transferido a su hemisferio bueno. Tratamos de descubrirlo al darle al hemisferio enfermo una inyección para dormirlo. Por desgracia, todo el cerebro se puso a dormir, así que no pudimos determinar si la cirugía le quitaría a Beth la capacidad hablar.

Desde el momento de la entrevista en julio, tanto John como yo nos convencimos de que una hemisferectomía era la única opción para Beth. Después de ver que su condición empeoraba, sus padres estaban más inclinados a decir: «Sí, prueben una hemisferectomía».

En este punto, John Freeman y yo no solo les urgimos a que eligieran la cirugía, sino que les dijimos: «Mientras más pronto, mejor para ella».

Los pobres padres no sabían qué hacer… y yo entendía su dilema. Por lo menos ahora tenían a Beth viva, aunque era obvio que estaba empeorando. Si era operada y no tenía éxito, acabaría en coma, o experimentaría una parálisis parcial o total. Incluso podía morir.

«Váyanse a casa y piensen al respecto», sugerí. «Estén seguros de lo que quieren hacer».

«Pronto será el Día de Acción de Gracias», dijo John. «Disfruten de ese tiempo en familia. Manténganla durante la Navidad en su casa. Sin embargo», añadió con gentileza, «por favor, no dejen que pase más allá de eso».

Beth planeaba estar en la obra teatral de Navidad de su escuela, y su papel significaba mucho para ella. Entonces, después de que había practicado con fidelidad su parte, mientras estaba en pleno escenario, tuvo una convulsión. Ella quedó devastada. Y lo mismo sus padres.

Ese día la familia decidió seguir adelante con la hemisferectomía.

A finales de enero de 1987, trajeron a Beth de vuelta a Johns Hopkins. Los Usher estaban un poco tensos, pero dijeron que habían decidido proseguir con la operación. Repasamos todo lo que podría ocurrir. Les expliqué de nuevo todos los riesgos: que podría morir o quedar paralítica. Mirando sus caras, me di cuenta de que estaban luchando para enfrentar la cirugía y la posible pérdida de su hija. Mi corazón se partía por ellos.

«Tenemos que acceder», dijo Brian Usher por último. «Sabemos que es su única probabilidad».

Así que se fijó la fecha. Como estaba programado, trajeron a Beth en su camilla al quirófano y la prepararon para la cirugía. Sus padres esperaban aferrándose a la esperanza y orando.

La cirugía marchó bien, sin complicaciones. Sin embargo, Beth permaneció letárgica después de la operación y fue difícil despertarla. Esa reacción me perturbó, por lo que esa noche pedí que le hicieran un escaneo CT. El mismo mostró que el tronco del encéfalo estaba hinchado, lo cual no era normal. Traté de asegurarles a sus padres: «Quizás se mejore en el curso de unos pocos días, una vez que la hinchazón se reduzca».

Incluso mientras trataba de consolar a la familia Usher, podía ver por la mirada en sus caras que no creían lo que estaba diciendo. No los culpo por pensar que estaba ofreciéndoles la vieja rutina del consuelo. Si me hubieran conocido mejor, se habrían dado cuenta de que no empleo ese método. Esperaba con honestidad que Beth se mejorara.

Sin embargo, Kathy y Brian Usher ya estaban empezando a castigarse a sí mismos por permitir que su hija atravesara este procedimiento quirúrgico drástico. Habían llegado a la etapa de la lamentación, en la cual se preguntaban el uno al otro: «¿Qué tal si…?»

Se torturaban retrocediendo al día del accidente de Beth y decían: «Si hubiéramos estado justo a su lado…»

«Si no le hubiéramos permitido que jugara en el columpio…»

«Si no hubiéramos aceptado esta cirugía, tal vez ella se habría deteriorado y hubiera muerto, pero con todo tendríamos un año o dos con ella. Ahora nunca más la volveremos a tener».

Durante horas se quedaron junto a la cama de la niña en la unidad de cuidados intensivos, con sus ojos clavados en su rostro. Ellos observaban cómo su pechito subía y bajaba, y el

ronroneo del respirador que mantenía su respiración hacía eco
en sus oídos.

«Beth. Beth, querida».

Por fin se fueron, acariciando con sus tristes ojos el rostro
de su pequeña.

Me sentí terriblemente mal. No estaban diciendo nada en mi
contra. Ni una sola vez se quejaron o me acusaron. No obstante,
con el correr de los años la mayoría de los médicos aprende a
captar las emociones que no se dicen. También comprendemos
algo de lo que los sufridos parientes atraviesan. Me dolía el corazón por la pequeña Beth, pero no podía hacer nada más por
ella. Todo lo que estaba en mis manos era mantener sus señales
vitales firmes y esperar que su cerebro sanara.

Tanto John como yo nos sentíamos optimistas y tratábamos
de animarles diciendo: «Ella volverá. Beth es como los chiquillos que tienen un severo trauma en la cabeza y su tronco encefálico se les hincha. A veces están sin sentido por días, incluso
por semanas o meses, pero vuelven».

Ellos querían creerme, y podía ver que se aferraban a toda
palabra de consuelo que el doctor Freeman y yo, o las enfermeras, podíamos ofrecerles. Sin embargo, a pesar de todo, no nos
creían.

Aunque John y yo en verdad creíamos lo que les decíamos,
no podíamos saber a ciencia cierta si se despertaría o si al final
tan solo se iría. Nunca antes habíamos estado en esa situación en
particular. No podíamos encontrar en realidad una explicación
para la condición de Beth, excepto que el tronco del encéfalo
había quedado traumatizado.

La condición no era tan severa como para que no pudiera
volver. A pesar de todo, los días pasaron y ella no se recuperaba.
Permaneció en coma durante dos semanas.

La examinaba y verificaba su ficha a diario. Y cada día se
hacía más difícil entrar al cuarto y enfrentarme a sus padres.
Ellos me miraban desilusionados, sin atreverse a tener esperanza. Una y otra vez tenía que decirles: «Ningún cambio todavía».
Y quería decir *todavía* a pesar de lo que estaba sucediendo.

Todo el personal se mantuvo ofreciendo su respaldo, dándole ánimo de continuo a la familia Usher. También me animaron a mí cuando empecé a preocuparme. Otros médicos, incluso las enfermeras, se me acercaban diciendo: «Todo saldrá bien, Ben».

Siempre es inspirador cuando otros tratan de ayudar. Ellos me conocían, y tan solo por mi silencio se imaginaban lo que me inquietaba. A pesar de sus palabras optimistas, fue un tiempo difícil para todos los que intervenimos en el caso de Beth Usher.

Al final, la pequeña mejoró un poco, lo suficiente como para no tener que mantenerse con el respirador, pero siguió en coma. Le dimos de alta de la unidad de cuidados intensivos y fue trasladada a un piso regular.

Sus padres pasaban con ella tanto tiempo como les era posible, y de manera regular le hablaban o colocaban vídeos. A Beth le había gustado en especial el programa de televisión *Mr. Rogers' Neighborhood* [El barrio del Sr. Rogers], así que le colocaban cintas de vídeos en las que aparecía este personaje. Cuando oyó hablar de Beth, el mismo Sr. Rogers vino a visitarla. Se colocó de pie junto a su cama, tocó su mano y le habló, pero la cara de ella no mostró ninguna expresión ni se despertó.

Una noche, su papá estaba acostado en un catre en el cuarto del hospital, incapaz de dormir. Eran casi las dos de la madrugada.

—Papá, la nariz me pica.

—¿Qué? —exclamó saltando de la camilla.

—La nariz me pica.

—¡Beth habló! ¡Beth habló!

Brian Usher corrió por el corredor tan entusiasmado que ni se dio cuenta de que estaba en calzoncillos. Dudo que alguien se preocupara por eso.

—¡La nariz le pica! —le gritó a la enfermera.

El personal médico voló hacia el cuarto. Beth estaba acostada tranquila, con una sonrisa en su rostro.

—En verdad, me pica mucho —dijo.

Esas palabras fueron el principio de la recuperación de Beth. Después de eso, empezó a mejorar cada día más.*

∎ ∎ ∎

Cada una de las hemisferectomías es una historia aparte. Por ejemplo, pienso en Denise Baca, de trece años, oriunda de Nuevo México. Denise llegó a nosotros en un estado epiléptico, lo cual significaba que tenía convulsiones a cada momento. Debido a que había estado padeciendo de convulsiones constantes durante dos meses, tenía que estar conectada a un respirador. Incapaz de controlar su respiración debido a los continuos ataques, a Denise le habían hecho una traqueotomía. Ahora, paralizada de un costado, no había hablado por varios meses.

Denise había sido una niña perfectamente normal unos pocos años antes. Sus padres la llevaron a todos los centros médicos de Nuevo México que podían examinarla, y luego a otras partes del país. Todos los expertos concluyeron que su foco primario de convulsiones estaba en el área del habla (área de Brocha) y en la corteza motora, las dos secciones más importantes de su hemisferio dominante.

«No hay nada que se pueda hacer por ella», le dijo al final un médico a sus padres.

Esas pudieron ser las últimas palabras acerca de este caso, excepto porque un amigo de la familia leyó uno de los artículos sobre Maranda Francisco. De inmediato llamó a los padres de Denise. La madre, a su vez, llamó a Johns Hopkins.

«Traigan a Denise y evaluaremos su situación», les dijimos.

---

* En 1988, los padres de Beth me informaron que había continuado mejorando. Estaba en primer lugar en la clase de matemáticas.

Beth tiene una ligera cojera de su lado izquierdo. Al igual que el resto de los pacientes de hemisferectomías, posee una visión periférica limitada en un lado debido a que la corteza visual es bilateral: un lado controla la visión del otro. Por alguna razón la visión parece no transferirse. Y la cojera ha estado presente en todos los casos.

Transportar a Denise de Nuevo México a Baltimore no era tarea fácil, ya que estaba conectada a un respirador, lo que requería un medevac (abreviatura para evacuación médica), es decir, un sistema especial de transporte. Sin embargo, lo lograron.

Después que la evaluamos, aquí en Hopkins estalló la controversia en cuanto a si hacer o no una hemisferectomía. Varios neurólogos pensaban con sinceridad que era una locura intentar tal operación. Tenían buenos argumentos para respaldar sus opiniones. Número uno, ella era demasiado mayor. Número dos, sus convulsiones se presentaban en áreas que hacían riesgosa la cirugía, si acaso no imposible. Número tres, estaba en una terrible condición médica debido a sus convulsiones. Denise tenía problemas respiratorios, así que también tenía problemas pulmonares.

Un crítico en particular predijo: «Es más seguro que fallezca en la mesa de operaciones más bien por problemas médicos que por una hemisferectomía». Él no estaba tratando de hacer las cosas difíciles, sino que solo expresaba su opinión debido a una profunda y sincera preocupación.

Los doctores Freeman, Vining y yo no estábamos de acuerdo con tal dictamen. Como éramos las tres personas involucradas de forma directa en las hemisferectomías en Johns Hopkins, teníamos una experiencia considerable y la confianza de que sabíamos más en cuanto a estas intervenciones que cualquier otro. Razonamos que, mejor que cualquier otro doctor en Hopkins, deberíamos conocer las probabilidades de la paciente. Ella con certeza moriría pronto si no se practicaba la cirugía. Es más, a pesar de sus otros problemas médicos, todavía era una candidata viable para una hemisferectomía. Y por último, opinábamos que nosotros tres deberíamos ser los que determináramos quién podía ser un candidato.

Hablamos con nuestro crítico en varias conferencias y respaldamos nuestros argumentos con las evidencias y la experiencia de nuestros otros casos. Tenemos una oficina de conferencias a la que invitamos a las personas que están más allá de nuestro círculo íntimo. En pocos días presentamos toda la evidencia que pudimos y solicitamos la participación de todos los miembros del personal de Hopkins que pensábamos podrían tener algún interés en la situación de Denise. Debido a la controversia, retrasamos la operación. De manera normal hubiéramos seguido adelante realizándola, pero enfrentamos tal oposición que tomamos las cosas con lentitud y sumo cuidado. Nuestra oposición merecía que se le escuchara de un modo equitativo, aunque insistíamos en tener la palabra final.

El neurólogo que nos criticaba llegó incluso a escribirle una carta al presidente de neurocirugía, con copias para el presidente de cirugía, el presidente del hospital y otras cuantas personas más. Indicó que, en su opinión de médico, bajo ninguna circunstancia debía Johns Hopkins permitir esta operación. Él explicaba con detalle sus razones.

Tal vez era inevitable que se despertaran sentimientos encontrados en el caso de Denise. Cuando estos asuntos se vuelven importantes, es difícil mantener fuera del cuadro los sentimientos personales. Debido a que creía en la sinceridad del crítico y su preocupación por no involucrar a Hopkins en aventuras extraordinarias y heroicas, nunca tomé sus argumentaciones como acusaciones personales. Con todo, mientras que yo pude mantenerme fuera de cualquier controversia personal, unos pocos de nuestro equipo y varios amigos que nos respaldaban intervinieron de forma acalorada.

A pesar de todos los argumentos que presentó, los tres seguíamos convencidos de que la única probabilidad de Denise estaba en la cirugía. No se nos había prohibido que hiciéramos la operación, y nadie a un nivel más alto había tomado ninguna acción con relación a la objeción. Eso nos dio la libertad de tomar nuestra decisión. Sin embargo, vacilamos, pues no queríamos que esto se convirtiera en un asunto personal. Sentíamos que si lo hacíamos, la controversia podía estallar y afectar la moral de todo el personal del hospital.

Durante días le pedí a Dios que nos ayudara a resolver el problema. Meditaba en ello mientras iba y regresaba del trabajo.

Oraba al respecto entretanto pasaba visita y cuando me arrodi-
llaba junto a mi cama por la noche. Sin embargo, no podía ver
cómo se resolvería el asunto.

Entonces el asunto se resolvió por sí solo. Nuestro crítico
se fue al extranjero a una conferencia de cinco días. Mientras
estuvo fuera, decidimos hacer la operación. Parecía una oportunidad única, y no tendríamos ninguna protesta estruendosa.

Le expliqué a la señora Baca como a todos los demás.

—Si no hacemos nada, morirá. Si hacemos algo, puede morir, pero por lo menos tenemos una probabilidad —dije.

—Al menos la operación le dará una oportunidad de luchar
—contestó su madre.

Los padres eran muy amigables y habían estado presentes
todo el tiempo. Entendían la cuestión a la perfección. Denise
sufría tantas convulsiones y se deterioraba tanto que el asunto
se estaba convirtiendo en una carrera contra el reloj.

Después de la intervención, Denise permaneció en coma
por unos pocos días y luego se despertó. Había dejado de tener
convulsiones. En el momento que estuvo lista para irse a casa,
estaba empezando a hablar. Semanas más tarde volvió a la escuela y ha progresado bien desde entonces.

■ ■ ■

No tengo nada en contra del colega que causó la oposición,
ya que él creía en efecto que la cirugía sería un error. Era su
prerrogativa levantar objeciones. Con las mismas, pensaba que
estaba obrando para el mejor interés del paciente, así como también de la institución.

La situación con Denise me enseñó dos cosas. Primero, me
hizo sentir que el buen Señor no me permite involucrarme en una
situación de la cual no pueda librarme. Segundo, me confirmó
que, cuando las personas conocen sus capacidades y su material
(o trabajo), no importa quién se les oponga. Independientemente
de la reputación de los críticos, su popularidad, poder, o cuánto
piensen que saben, sus opiniones se vuelven irrelevantes. Con

honestidad, nunca he tenido ninguna duda en cuanto a la cirugía de Denise. En los meses que siguieron, aunque no lo sabía en ese momento, haría otras cirugías incluso más controversiales. Mirando hacia atrás, creo que Dios uso dicha polémica como preparación para los pasos que todavía estaban por darse más adelante.

Capítulo diecisiete

Tres niños especiales

El residente guardó su linterna-lapicero y se enderezó junto a la cama de Bo-Bo Valentine. «¿No piensa que es tiempo de rendirse con respecto a esta pequeña?», preguntó, señalando con la cabeza a la niña de cuatro años.

Era un lunes temprano en la mañana, y yo estaba pasando revista. Cuando llegué a Bo-Bo, el residente en jefe me explicó su situación. «Casi lo único que le queda es su respuesta pupilar», dijo. (Eso quería decir que sus pupilas todavía respondían a la luz.) La luz que él hizo brillar sobre los ojos de la niña le indicó que había una presión acumulada dentro de la cabeza de la enferma. Los médicos habían puesto a Bo-Bo en coma por medio de barbitúricos y le habían dado hiperventilación, pero ni así podían mantener baja la presión.

La pequeña Bo-Bo era otra de los muchos niños que salen corriendo a la calle y los atropella un automóvil. Un camión de helados Good Humor fue la causa del accidente. Ella había estado en coma en la UCI todo el fin de semana con un monitor de presión intracraneal en su cabeza. Su presión sanguínea poco a poco empeoró, y estaba perdiendo la escasa función, el movimiento voluntario y la respuesta a los estímulos que le quedaba.

Antes de responderle al residente, me incliné sobre ella y levanté sus párpados. Sus pupilas estaban fijas y dilatadas.

—¿Pensé que me había dicho que las pupilas todavía funcionaban? —le comenté aturdido.

—Así fue —protestó él—. Estaban funcionando justo antes de que usted llegara.

—¿Está diciéndome que esto acaba de suceder? ¿Qué sus ojos acaban de dilatarse?

—¡Eso debe ser!

—Emergencia cuatro más —dije en voz alta, pero con calma—. ¡Tenemos que hacer algo al instante!

Me volví a la enfermera que estaba detrás de mí.

—Llame al quirófano, porque vamos para allá.

—¡Emergencia cuatro más! —dijo ella en voz incluso más alta, y salió corriendo por el pasillo.

Aunque rara, una cuatro más —una emergencia extrema— llamaba a todos a la acción. El personal del quirófano limpia un cuarto y empieza a alistar los instrumentos. Todos trabajan con tranquila eficiencia y rapidez. Nadie discute ni tiene tiempo para explicar.

Dos residentes agarraron la cama de Bo-Bo y casi se fueron corriendo por el pasillo. Gracias a Dios, no había empezado la cirugía con el paciente programado, así que hicimos su caso a un lado.

De camino a la sala de operaciones, me encontré con otro neurocirujano más antiguo que yo y un hombre al que respeto mucho debido a su trabajo con pacientes que sufren traumas por accidentes. Mientras el personal se preparaba. Le expliqué lo que había sucedido y lo que haría. «No lo hagas. Estás desperdiciando tu tiempo», me dijo alejándose.

Su actitud me asombró, pero no me detuve por eso. Bo-Bo Valentine estaba todavía viva. Teníamos una probabilidad, una en extremo pequeña, pero a pesar de todo era una posibilidad que podría permitirnos salvarle la vida. Decidí seguir adelante y hacer la operación de todas maneras.

La colocaron con gentileza en una «canasta de huevos», un revestimiento suave y acolchonado que cubre la mesa de operaciones, y la taparon con una sábana verde. A los pocos minutos, las enfermeras y el anestesiólogo estaban listos para empezar.

Le practiqué una craneotomía. Primero le abrí la cabeza y saqué la parte frontal de su cráneo. El hueso craneal se colocó en una solución estéril. Luego abrí la cubierta de su cerebro, la dura. Entre las dos mitades del mismo hay una sección que se llama la hoz. Estando divididas por esta área, las dos mitades pueden comunicarse para igualar la presión entre los hemisferios. Usando duramadre de una persona muerta (la membrana externa de las tres que recubren el cerebro y la médula espinal)), la cosí sobre su cerebro. Esto le daba al mismo espacio para hincharse, luego sanar, y mantenerse todavía sosteniendo todo dentro del cráneo en su lugar. Una vez que cubrí la sección, cerré el cuero cabelludo. La cirugía demoró cerca dos horas.

Bo-Bo permaneció en coma durante los pocos días siguientes. Parte el corazón ver a los padres sentados junto a la cama de un niño en ese estado, y sentí un gran pesar por ellos. Todo lo que podía hacer era darles esperanza, pero no podía prometerles que se recuperaría. Una mañana me detuve junto a su cama y noté que sus pupilas empezaban a trabajar de forma casi imperceptible. Recuerdo haber pensado: *Tal vez algo positivo está empezando a suceder.*

Después de otros dos días, ella empezó a moverse un poco. A veces estiraba las piernas o movía el cuerpo como si tratara de ponerse más cómoda. En el curso de una semana, se mostró más espabilada y sensible. Cuando fue evidente que se recuperaría, la llevamos de nuevo a cirugía para reemplazar la porción de su cráneo que habíamos extraído. A las pocas semanas, Bo-Bo era de nuevo una niña normal de cuatro años: vivaracha, saltarina y encantadora.

Este es otra oportunidad en la que me alegro de no haberle hecho caso a un crítico.

■ ■ ■

En realidad, he hecho otra craneotomía desde entonces. Y de nuevo encontré oposición.

A mediados de 1988, tuvimos una situación similar, excepto que Charles, de diez años, estaba en peor condición. Lo había atropellado un carro.

Cuando la enfermera jefa me dijo que sus pupilas estaban fijas y dilatadas, eso quería decir que teníamos que actuar. La

---

* Para proteger su privacidad, he cambiado su nombre.

clínica estaba especialmente concurrida ese día, así que envíe al residente más antiguo para que le explicara a la madre que, a mi juicio, debíamos llevar a Charles a la sala de operaciones de inmediato. Extraeríamos una parte de su cerebro como un último esfuerzo para salvarle la vida.

—A lo mejor no resulta —le dijo el residente—, pero el doctor Carson piensa que vale la pena tratar.

La pobre madre quedó afligida y aturdida.

—Absolutamente no —gimió—. No puedo permitir que hagan eso. ¡No le harán eso a mi muchacho! Déjenlo morir en paz. No jugarán con mi hijo.

—Pero de esta manera tenemos una posibilidad...

—¿Una posibilidad? Quiero más que una posibilidad —indicó ella meneando de continuo su cabeza—. Déjenlo que se vaya.

Su respuesta era razonable. Para ese entonces, Charles ya no respondía a nada.

Apenas tres días antes le habíamos dicho con pesar que la situación de Charles era tan seria que quizás no se recuperaría, y ella tendría que vérselas con el fin inevitable. De repente, un hombre se puso de pie ante ella y le urgió a que diera su consentimiento para dicha intervención radical. El residente no podía darle la seguridad de que Charles se recuperaría o incluso mejoraría.

Después que el residente volvió y me refirió la conversación, fui a ver a la madre de Charles. Dediqué un largo tiempo a explicarle en detalle que no íbamos a destrozar a su muchacho. Ella todavía vacilaba.

—Permítame contarle una situación similar que tuvimos aquí —le dije—. Se trataba de una dulce niñita llamada Bo-Bo.

Cuando terminé, añadí:

—Mire, no sé qué pasará en esta cirugía. A lo mejor no resulta, pero pienso que no debamos darnos por vencidos en una situación cuando todavía tenemos por lo menos un rayo de esperanza. Tal vez es la probabilidad más pequeña de esperanza, pero no podemos desecharla así no más, ¿verdad? Lo peor que puede pasar es que Charles muera de todas maneras.

Una vez que ella entendió con exactitud lo que haría, dijo:

—¿Quiere decir que en realidad hay una posibilidad? ¿Una probabilidad de que Charles viva?

—Una probabilidad, sí, pero solo si operamos. Sin la intervención, no hay ninguna probabilidad.

—En ese caso —dijo ella—, por supuesto que quiero que lo intenten. Lo que pasa es que no quiero que lo abran si eso no sirve de nada.

Reiteré de nuevo que esa era la única probabilidad que podíamos ofrecerle, aunque no fue para defenderme diciendo que no hacemos tales cosas. Ella firmó de inmediato el formulario de consentimiento y llevamos al muchacho a toda prisa hacia el quirófano.

Como con Bo-Bo, la intervención incluyó sacar una porción del cráneo, cortar entre las dos mitades del cerebro, cubrir el cerebro hinchado con duramadre de una persona muerta, y volver a coser el cuero cabelludo.

Como se esperaba, Charles después permaneció en coma, y durante una semana nada cambió. Más de un miembro del personal me decía cosas como: «El juego se acabó. Estamos desperdiciando nuestro tiempo».

Alguien presentó el caso de Charles en uno de nuestros encuentros neuroquirúrgicos, una conferencia semanal a la que asisten todos los neurocirujanos y residentes para dialogar sobre los casos interesantes. Debido a que tenía programada una cirugía importante con antelación, no pude estar presente, pero varios de los que asistieron a la conferencia me contaron lo que se dijo.

—¿Qué piensas? —le preguntó el médico que presidía a un interno.

—¿No es eso ir un poco más allá del llamado del deber?

—Pienso que es una necedad hacerlo —dijo otro con bastante firmeza.

Varios más estuvieron de acuerdo.

Uno de los neurocirujanos que presidía, el cual estaba familiarizado con la condición del muchacho, dijo:

—Estos tipos de situaciones nunca resultan en algo bueno.

—Este paciente todavía no se ha recuperado, ni se va a recuperar —agregó alguien más—. En mi opinión, es inapropiado intentar una craneotomía.

¿Se hubieran mostrado tan firmes si yo hubiera estado presente? No estoy seguro. Sin embargo, hablaban según su propia convicción. Y puesto que siete días habían pasado sin ningún cambio, su escepticismo era comprensible.

Tal vez soy obstinado, o quizás en mi interior sabía que el muchacho todavía tenía una posibilidad de luchar. En cualquier caso, no estaba listo para rendirme.

Al octavo día, una enfermera notó que los párpados de Charles estaban moviéndose. La historia de Bo-Bo se repitió una vez más. Pronto Charles empezó a hablar, y antes de que se acabara el mes, lo enviamos a rehabilitación. Ha avanzado grandes pasos desde entonces. Y pensamos que a la larga le irá bien.

Bo-Bo no tendrá más convulsiones, pero Charles tal vez sí. Su condición resultaba mucho más severa, él era mayor, y no se recuperó tan rápido como Bo-Bo. Seis meses después del suceso (cuando tuve el último contacto con la familia), Charles todavía no se había recuperado por completo, aunque estaba activo, caminando y hablando. Es más, él está desarrollando una personalidad dinámica. No obstante, por encima de todo, su madre está más que agradecida por tener a su hijo vivo.

...

Otro caso que pienso que nunca olvidaré tiene que ver con Danielle, que nació en Detroit. Tenía cinco meses de edad cuando la vi por primera vez, y había nacido con un tumor en su cabeza que continuaba creciendo. En el momento en que conocí a Danielle, el tumor sobresalía por el cráneo y tenía el mismo tamaño que su cabeza. El mismo había erosionado la piel, y el pus drenaba de él.

Los amigos le aconsejaron a la madre:

—Interna a tu bebita en un hospital y déjala que muera.

—¡No! —les dijo—. Ella es mi hija. Mi propia carne y sangre.

Su madre estaba llevando a cabo una tarea gigantesca al cuidarla. Dos o tres veces al día cambiaba los vendajes para tratar de mantener limpias las heridas.

Ella me llamó a la oficina porque había leído un artículo sobre mí en la revista *Ladies Home Journal*, en el que mencionaban que con frecuencia hacía cirugías que nadie más quería realizar. Esta señora habló con mi médica asistente, Carol James.

«Ben», me informó ella más tarde ese día, «pienso que este es un caso que vale la pena considerar».

Después de oír los detalles, estuve de acuerdo. «Haz que la madre me envíe los historiales médicos y las fotos», le dije.

Menos de una semana más tarde, lo examiné todo. De inmediato me di cuenta de que era una situación malísima. El cerebro se mostraba anormal, el tumor se había esparcido por todas partes, y no sabíamos cómo se podría cerrar la piel.

Llamé a mi amigo Craig Dufresne, un excelente cirujano plástico, y juntos tratamos de pensar en una manera en la que pudiéramos extirpar el tumor y cerrar de nuevo el cráneo. También hablamos con el doctor Peter Phillips, uno de nuestros neurooncólogos pediatras, el cual se especializa en atender a niños con tumores cerebrales.

Juntos diseñamos por fin una manera en la que podríamos en realidad extirpar el tumor. El doctor Dufresne levantaría pliegues de músculo y piel de la nuca y trataría de cubrir la cabeza con ellos. Una vez que hubieran sanado, los doctores Peter Phillips y Lewis Strauss empezarían un programa de quimioterapia para matar cualquier célula maligna que quedara.

Dimos por cierto que sería un caso difícil y requeriría una tremenda cantidad de tiempo. Y tuvimos razón. La operación para extirpar el tumor y coser los pliegues de músculo llevó diecinueve horas. No nos preocupaba el tiempo, sino los resultados.

El doctor Dufresne y yo intervinimos uno tras otro en la cirugía. Necesité la mitad de las horas de cirugía para remover el tumor. Luego Dufresne pasó las siguientes nueve horas cubriendo su cráneo con pliegues de piel y músculos, siendo capaz de cerrar la piel.

Como a mitad de la cirugía, le dije a Dufresne: «Pienso que saldremos bien librados de esta».

Él asintió con la cabeza, y puedo decir que sintió tanta confianza como yo.

La cirugía fue un éxito. Como habíamos esperado, durante las semanas siguientes a la intervención, Danielle tuvo que volver a la sala de operaciones para que le movieran los pliegues, a fin de quitar la tensión de ciertos sectores y mejorar la circulación de la sangre en el lugar de la cirugía.

Al inicio, Danielle empezó a recuperarse bien y responder como una infante normal. Pude ver el placer que sus padres hallaban en los movimientos cotidianos de la infancia que la mayoría de los progenitores esperan disfrutar: su diminuta mano agarrando uno de los dedos de ellos, una pequeña sonrisa. Sin embargo, más tarde Danielle dio un giro y empezó a marchar en la dirección errada. Primero, tuvo un pequeño problema respiratorio, seguido de problemas gastrointestinales. Después que resolvimos eso, sus riñones reaccionaron. No sabíamos si estos otros problemas se relacionaban con el tumor extirpado.

Los médicos y las enfermeras de la unidad pediátrica de cuidados intensivos trabajaban noche y día tratando de mantener los pulmones y riñones de Danielle funcionando. Ellos estaban tan interesados como nosotros.

Por fin, después que se hubo hecho todo lo que se podía hacer, ella murió. Hicimos una autopsia. Allí descubrimos que el tumor había hecho metástasis en todos los pulmones, los riñones y el tracto gastrointestinal. Nuestra cirugía para remover el tumor de su cabeza fue demasiado tarde. Si hubiéramos intervenido un mes antes, tal vez se hubiera salvado.

Los padres y los abuelos de Danielle habían venido de Michigan y se quedaron en Baltimore para estar cerca de ella. Du-

rante las semanas llenas de espera y esperanza por su recuperación, se habían mostrado en extremo dedicados y comprensivos,
animándonos en todo lo que intentamos. Cuando ella falleció,
me asombré por la madurez que exhibieron.

«Queremos que quede bien claro que no albergamos ningún rencor por nada que ustedes hicieron aquí en Hopkins»,
dijeron los padres de Danielle.

«Estamos increíblemente agradecidos», añadió la abuela,
«de que estuvieran tan dispuestos a recibir un caso que todos los
demás consideraban imposible».

Recuerdo de manera especial las palabras de la madre de
Danielle. Con una voz apenas audible, contuvo su propio dolor y dijo: «Sabemos que usted es un hombre de Dios y que el
Señor tiene todas estas cosas en sus manos. También estamos
convencidos de que hemos hecho todo lo humanamente posible
para salvar a nuestra hija. A pesar de este resultado, siempre
estaremos agradecidos por todo lo que hicieron aquí».

Relato esta experiencia porque no todos nuestros casos tienen éxito. Sin embargo, puedo contar con mis dedos el número
de malos resultados.

Capítulo dieciocho

Craig y Susan

Unas veinticinco o treinta personas estaban amontonadas en la habitación del hospital de Craig Warnick mientras realizaban una reunión de oración cuando entré. Todos estaban turnándose para pedirle a Dios un milagro en el momento en que Craig fuera a cirugía. No solo me asombró ver a tantas personas en la habitación, sino que todas hubieran llegado para orar con Craig y por él.

Me quedé unos pocos minutos y también oré. Al salir, la esposa de Craig, Susan, fue hasta la puerta conmigo. Ella me regaló una calurosa sonrisa.

—Recuerde lo que su madre dijo.

—No lo olvidaré —respondí, muy consciente de las palabras de mi madre, las cuales una vez le había citado a Susan: «Bennie, si le pides algo al Señor creyendo que lo hará, él lo hará».

—Y usted también recuérdelas —señalé.

—Ya lo creó —dijo ella—. En realidad lo creo.

Incluso sin que ella me lo dijera, pude ver que confiaba en el resultado de la cirugía.

Mientras caminaba por el pasillo, pensé en Susan y Craig y en todo lo que habían atravesado durante sus vidas. Ellos ya habían pasado por mucho. Y el fin todavía estaba lejos.

Susan Warnick es enfermera, y una excelente, en nuestro piso infantil de neurocirugía. Su esposo tiene la enfermedad de Von Hippel-Lindau (VHL). A los individuos con esta rara enfermedad les brotan múltiples tumores cerebrales y retinales. Es una enfermedad hereditaria. En un período de varios años, al padre de Craig le brotaron cuatro en su cerebro.

La odisea de Craig empezó en 1974, cuando estaba en último año de bachillerato. Él se enteró de que había desarrollado un tumor. Pocas personas sabían del VHL, y como consecuencia nadie de la profesión médica que lo examinó pensó que le brotarían otros más. Yo no había conocido todavía a Craig. Así que otro neurocirujano lo operó y extrajo el tumor.

Mientras continuaba avanzando por el pasillo, pensé en lo que Craig había atravesado durante los pasados trece años. Luego mis pensamientos se dirigieron a Susan. A su propia manera, ella también había padecido tanto como Craig. La admiré por ser tan dedicada en su cuidado y asegurarse de que se hiciera todo por él. Dios le había enviado a Craig la compañera perfecta.

Susan dijo una vez que ella y Craig supieron desde el principio que compartían un amor especial enviado del cielo. Se conocieron en la escuela cuando ella tenía catorce años y él dos más. Ni uno ni otro consideró a alguna otra persona como su compañero de toda la vida. Ambos llegaron a ser creyentes durante el bachillerato mediante el ministerio de Young Life. Desde entonces, habían crecido en su fe y eran miembros activos de su iglesia.

Para cuando Craig cumplió veintidós, por fin supo el nombre de su rara enfermedad, incluyendo la probabilidad de tumores recurrentes. Es más, en ese entonces ya se había sometido a una cirugía pulmonar, una adrenalectomía, dos resecciones de tumores cerebrales, y tumores en la retina. A pesar de todos los tropiezos físicos que enfrentaba, Craig había asistido a la universidad en los períodos entre sus hospitalizaciones. Después de su primera operación, tuvo problemas con el equilibrio y al tragar… ambas cosas resultados del tumor. Estos síntomas nunca lo dejaron por completo.

En 1978, Craig empezó a vomitar y tener dolores de cabeza. Ambos síntomas persistían con una regularidad alarmante. Antes de que se sometiera de nuevo a varios exámenes, tanto él como Susan sabían que le había brotado otro tumor. Sin embargo, su médico (el original) no se dio cuenta de que se trataba de otro tumor y, según los Warnick me contaron, le restó importancia a sus temores.

No obstante, los exámenes confirmaron que ellos tenían razón. Así que el médico preparó una segunda operación. La noche antes de la cirugía, el neurocirujano de Baltimore le dijo a la madre de Craig: «No pienso que pueda extirpar el tumor sin dejarlo lisiado». Aunque deseaban saber el peor resultado posible, quedaron devastados, y sintieron que él les ofrecía poca esperanza.

Lo último que le dijo el mismo médico a Susan el 19 de abril de 1978, la noche antes de la segunda cirugía, fue: «Mañana después de cirugía estará en cuidados intensivos. ¿De acuerdo?» Empezó a alejarse y luego se volvió añadiendo: «Esperamos que lo logre». Esta fue una de las pocas veces en que Susan luchó con la duda en cuanto a su recuperación.

Craig salió bien de la cirugía, pero tuvo una larga lista de complicaciones, incluyendo una doble visión y la incapacidad de tragar. Su falta de equilibrio era tan mala que ni siquiera podía sentarse derecho. Se sentía desdichado físicamente, deprimido en el ámbito emocional, y listo para darse por vencido. Sin embargo, Susan no desfallecía, rehusándose a permitirle que dejara de luchar. «Te pondrás bien», le decía a cada instante.

Pocos meses más tarde, lo admitieron en el Hospital de Rehabilitación del Buen Samaritano. Debido al número de factores significativos que estaban involucrados, fue un milagro que lo hicieran. Por los siguientes dos años recibió la mejor terapia física disponible, y mejoró muchísimo.

«Gracias, Dios», oraban Susan, Craig y su familia mientras le agradecían al Dios de amor por toda señal de progreso. Sin embargo, para Susan y Craig, la mejoría no era suficiente. «Padre celestial», clamaban a diario, «haz que Craig se ponga bien».

Él tuvo dificultades para recuperarse y enfrentó una variedad de reveses. A pesar de que no era un hombre fornido, perdió como treinta kilos… lo que lo dejó con nada más que la piel estirada sobre su esqueleto de como un metro ochenta.

Craig continuó mejorándose, pero todavía tenía mucho camino por recorrer. También aprendió a alimentarse por su cuenta. Debido principalmente a que tenía problemas para tragar, necesitaba una hora y media para comer. No podía caminar, así tenía que estar en una silla de ruedas. Sin embargo, durante ese período de recuperación, en el cual mostraba una asombrosa determinación, continuó asistiendo a la universidad.

La fe de esas dos personas era asombrosa, en especial la de Susan. «Él caminará», les decía a los demás. «Craig caminará de nuevo».

Después de dos años de terapia física, con la ayuda de un bastón caminó hasta el altar con Susan, casándose el 7 de junio de 1980. El *Sun* de Baltimore publicó una gran crónica sobre esta relación de amor y cómo la misma había arrancado a Craig de las garras de la muerte.

Craig se dedicó a sus cursos universitarios y por fin los terminó. Se graduó en enero de 1981 y encontró un empleo con el gobierno federal luego de llenar una solicitud como minusválido.

Sin embargo, no todo fueron buenas noticias. A finales de 1981 le brotaron tumores en sus glándulas suprarrenales. En la cirugía le extirparon las glándulas, y ahora tiene que tomar remedios por el resto de su vida.

Poco después, Susan conoció al doctor Neil Miller, oftalmólogo de John Hopkins, que le dijo: «Por lo menos ahora tienen un nombre para la enfermedad: Von Hippel-Lindau o VHL». Él sonrió. «Lleva el nombre del hombre que la descubrió». Y le entregó a Susan un artículo sobre la enfermedad.

Cuando empezó a leer, el doctor Miller le dijo que la enfermedad de Von Hippel-Lindau afecta a una persona en cincuenta mil. Tiene como característica producir tumores en los pulmones, los riñones, el corazón, el bazo, el hígado, las glándulas suprarrenales y el páncreas.

En ese instante, Susan captó el impacto que esa enfermedad tendría durante el resto de la vida de Craig. Ella dejó de leer, y su mirada se tropezó con la del doctor Miller. Ambos tenían los ojos llenos de lágrimas.

Más tarde, ella comentó: «Sus ojos llorosos me consolaron más que cualquier cosa que pudiera haber dicho. Me impresionó mucho descubrir que hay personas en la profesión médica que se ven afectadas de un modo profundo por el estado de sus pacientes. Su llanto sincero me hizo sentir que nos comprendía y se interesaba por nosotros».

Susan conocía el nombre y las características de la enfermedad. Y ese conocimiento también la ayudó a saber lo que podía esperar en el futuro: más tumores. «Esta enfermedad no desaparecerá. La próxima operación no será el final de ella», dijo más para sí misma que para el doctor Miller. «Tendremos que cargar con esto durante toda la vida, ¿verdad?» Las lágrimas llenaron de nuevo los ojos de Miller. Él asintió con la cabeza y dijo de forma entrecortada: «Por lo menos ahora ya saben con qué están lidiando».

Susan decidió no darle a Craig esta información. Él es callado por naturaleza, y a esas alturas ya estaba seriamente deprimido. Ella pensó que si se enteraba de la lobreguez de su futuro, eso solo aumentaría la carga de su corazón.

Por lo tanto, se calló la información, pero no quedó satisfecha. Tenía que saber más. Por los próximos dieciocho meses, leyó, investigó y escribió a todo el que pensaba que pudiera darle alguna información adicional.

Susan dice que tiene una de las más grandes bibliotecas de VHL en el mundo. ¡Y lo creo! Ella telefoneó a todas partes de los Estados Unidos para encontrar los lugares en donde en realidad estaban haciendo alguna investigación sobre VHL. En el curso de la enfermedad de Craig, Susan ha llegado a ser muy conocedora de ese padecimiento y se mantiene al día en cuanto a los desarrollos médicos.

La enfermedad de VHL va asociada con una forma prevenible de ceguera. Debido a que es una dolencia predominantemente hereditaria, esto significa que el cincuenta por ciento de los hijos de las personas con VHL a la larga la padecerán. La hermana de Craig, que ya tiene cuarenta años, tuvo un tumor cuanto tenía más de veinte años. Parece que ya no tendrá ninguno más.

Cuando Susan por fin le explicó a Craig sobre el VHL, él tan solo dijo: «Sabía que algo andaba muy mal por el hecho de que los tumores volvieran a aparecer».

Por ese tiempo, Susan recordó cuánto la compasión del doctor Miller la había ayudado a enfrentarse a la experiencia. Al pensar en eso, concluyó que las enfermeras podrían beneficiar a los pacientes expresándoles su interés. Fue entonces que decidió estudiar enfermería. Después de graduarse en 1984, Susan solicitó y recibió un empleo en el departamento de neurología pediátrica en Johns Hopkins, en donde se ha mantenido desde entonces. Sin que sea sorpresa para nadie, Susan es una excelente enfermera.

En septiembre de 1986, ella se dio cuenta de que Craig estaba mostrando síntomas de otro tumor cerebral. Fue ahí que yo entré en escena: Susan me pidió que aceptara a Craig como paciente.

Después que lo hice, realizamos un escaneo CT y tuve que decirles que en realidad parecía que él tenía tres tumores. Después de la preparación, los extirpé, y gracias a Dios no tuvo ninguna complicación debido a la cirugía. No obstante, lo que sí tenía era problemas endocrinológicos, los cuales llevaron varias semanas controlar. Poco después, a Craig le apareció otro tumor en el centro del cerebro con un quiste en él.

Un residente en jefe muy talentoso llamado Art Wong me ayudó. Tuvimos una operación difícil, ya que teníamos que dividir el cuerpo calloso que conecta las dos mitades del cerebro para poder llegar al mismo centro a fin de extirpar el tumor.

La operación marchó sin problemas. Craig se recuperó bien. Ellos estaban orando que esta fuera la última cirugía, aunque sabían que las estadísticas estaban en su contra. Craig continuó recuperándose de forma lenta, pero notoria.

Entonces, en 1988, llegaron las temidas noticias: a Craig le había surgido otro tumor, esta vez en el tronco del encéfalo. El mismo se encontraba en el puente troncoencefálico (también llamado protuberancia anular o **puente de Varolio**), que es un área considerada inoperable. Sin embargo, alguien tenía que intentarlo. Craig y Susan me pidieron que hiciera la cirugía.

—Lo lamento —les dije—. Simplemente no puedo poner a Craig en mi calendario de operaciones.

Como Susan lo sabía bien, ya estaba atrasado con mis pacientes. Aunque pensaba que ellos habían tomado la decisión correcta, me sentí muy mal por tener que decirles que no.

—Me gustaría que fueran a ver a uno de los otros neurocirujanos aquí en Hopkins que se especializa en tumores vasculares —les indiqué—, ya que los tumores son vasculares.

—En realidad nos gustaría que usted lo hiciera —dijo Craig con su voz tranquila.

—Si hubiera alguna manera de que esto fuera posible —señaló Susan—. Sabemos que está muy ocupado, y lo comprendemos...

Después de una prolongada conversación y haciendo uso de toda mi persuasión, Craig en efecto fue a ver a otro cirujano. Este hombre consideró usar un nuevo procedimiento llamado bisturí de rayos gama. Sin embargo, después de hablar con el inventor sueco del procedimiento, decidió que quizás no serviría en el tipo particular de tumor de Craig. Así que ellos tendrían que volver a pensar en otras alternativas.

Mientras tanto, Craig empezó a deteriorarse con rapidez. Perdió la capacidad para tragar. La debilidad en su cara era tal que la sentía dormida, y comenzó a tener severos dolores de cabeza. El 19 de junio de 1988, fue admitido en el hospital cuando llegó a la sala de emergencia.

Susan me llamó. Mientras escuchaba, sabía que no podía permanecer sin hacer nada y dejar que empeorara. Tenía que hacer algo. Me detuve mientras trataba de separar mi reacción emocional de mi profesionalismo. Me oí a mí mismo diciendo: «Está bien, pospondré a alguien en el calendario. Prepararemos a Craig para la cirugía».

La programamos para el siguiente día, 20 de junio, a las seis de la tarde.

Ambos quedaron encantados. Creo que no he visto a dos personas más felices. Parecía que tan solo saber que haría la cirugía les daba un mayor sentido de paz.

—Todo está en las manos de Dios —les dije.

—Pero nosotros creemos que usted permite que Dios use sus manos —dijo Craig.

Aunque había estado de acuerdo en hacer la operación, tenía que explicarles a ambos que ese tumor y quiste probablemente estaban en el tronco del encéfalo.

—No puedo decirles con certeza mientras no abra e investigue —les expliqué—. Y si está en el tronco del encéfalo... —me detuve, sin querer decirles que entonces no podría hacer nada.

—Lo comprendemos —dijo Craig.

Susan asintió con la cabeza. Ellos se daban cuenta de las probabilidades que enfrentaban.

—No obstante —añadí—, cualquier parte del tumor que no esté en el tronco del encéfalo, la extirparé.

—Todo saldrá bien —aseguró Susan.

Y ella lo creía así. Me sentí un poco extraño ante el hecho de que la esposa del paciente me animara, por estar en el extremo de recibir un estímulo moral.

Aunque había aceptado hacer la operación, todavía no sabía cuál era el mejor curso de acción. Había intercambiado algunos pensamientos sobre el asunto y consultado con otros neurocirujanos. Nadie sabía qué hacer en cuanto a este tumor en particular.

«Operaré y por lo menos investigaré», les dije finalmente.

No les prometí nada. ¿Cómo podría hacerlo? Además, parecía que no necesitaban ningún tipo adicional de seguridad... ellos tenían más paz que yo.

La tarde había avanzado el día de la cirugía cuando hallé a todas esas personas reunidas orando en la habitación de Craig.

Fue una operación difícil. El tumor tenía tantos vasos sanguíneos anormales entrando y saliendo del mismo, por lo que tuve que usar un microscopio para ver con precisión dónde empezaba a fin de extirparlo. Miré hacia arriba y abajo por el tronco del encéfalo en todo ángulo, pero no pude hallar nada excepto que el tronco del encéfalo estaba muy hinchado.

Pensé: *El tumor tiene que estar allí, dentro del tronco del encéfalo.* Así que inserté agujas en el tronco del encéfalo. Se considera que esta sección es intocable porque tiene tantas estructuras y fibras importantes que incluso la más ligera irritación puede producir serias complicaciones. Sospechaba que el tumor podía tener un quiste. Si era así, podía llegar al quiste y sacar algo de fluido, eso disminuiría en algo la presión en el cerebro de Craig.

No halle ningún quiste, sino que más bien provoqué un terrible sangrado de los sitios donde estaban las agujas insertadas. No pude lograr que saliera nada más. Después de ocho horas, alrededor de las dos y treinta de la madrugada, cerramos a Craig y lo enviamos de regreso a la UCI. Él había tenido que soportar mucho, y di por seguro que estaría agotado por completo.

Quedé aturdido cuando entré al cuarto a la mañana siguiente. Craig se comportaba como si estuviera en la etapa de preparación para la cirugía. Aunque se encontraba recostado en la cama, estaba sonriendo, moviéndose, e incluso haciendo bromas.

Una vez que me repuse, le dije tanto a Susan como a él que pensaba que este tumor estaba claramente en el medio del puente troncoencefálico, una protuberancia que forma parte de tronco del encéfalo.

—Estoy dispuesto a abrir la protuberancia —dije—. No pude hacerlo anoche porque ya había estado operando durante ocho horas y me encontraba agotado. Quizás no me hubiera sido posible pensar como es debido. Me gusta estar seguro de que tengo todas mis facultades funcionando cuando me aventuro en la "tierra de nadie", algo que simplemente no quiero intentar a medianoche.

—Hágalo —dijo Craig.

—¿No hay muchas otras alternativas, verdad? —preguntó Susan.

—Hay por lo menos una probabilidad del cincuenta por ciento de que Craig se muera en la misma mesa de operaciones —les expliqué a ambos. Esas no fueron palabras fáciles de decir, pero tenía que detallarles todos los hechos, en especial los desagradables—. Y si no se muere, puede quedar paralizado o devastado desde el punto de vista neurológico.

—Comprendemos —dijo Susan—. Queremos que lo haga de todas maneras. Estamos orando por un milagro. Creemos que Dios lo hará por medio de usted.

—¿Qué tenemos que perder? —añadió Craig—. De todas formas, algún día me espera la muerte.

Programé la cirugía para unos días más tarde. Aunque sabía que Craig y Susan eran creyentes firmes, más que en cualquier otro momento vi la evidencia de esto en ellos. Se mantenían diciendo: «Queremos un milagro, y creemos que lo recibiremos. Estamos orando que Dios nos lo conceda».

Un auxiliar llevó su camilla hasta el quirófano, y luego el procedimiento empezó. Craig yacía boca abajo en la mesa de operaciones, con su cabeza sujeta con firmeza a un marco para que no se moviera. Una vez más, los médicos afeitaron y limpiaron su cabeza. Una enfermera cubrió a Craig con una sábana estéril que tenía una pequeña abertura de plástico sobre el sitio quirúrgico. Y entonces la intervención comenzó.

De nuevo fue difícil. A la larga, llegué junto al tronco del encéfalo. «Abriré un pequeño orificio en el tronco del encéfalo», le murmuré al personal. Tomé un instrumento bipolar (un pequeño aparato eléctrico para la coagulación) y abrí el tronco del encéfalo. Este empezó a sangrar de un modo profuso. Cada vez que tocaba el tronco del encéfalo, sangraba. Mi asistente continuaba succionando la sangre para mantener el sitio limpio mientras me preguntaba mí mismo: *¿Y qué hago ahora?* Oraba en silencio y con fervor: *Dios, ayúdame a saber qué hacer.*

Siempre oro con antelación a cualquier operación mientras me restriego las manos y permanezco de pie junto a la mesa antes de empezar. Sin embargo, esta vez estuve en extremo consciente de orar durante toda la cirugía mientras pensaba: *Señor, todo depende de ti. Tienes que hacer algo aquí.* No tenía ni idea en cuanto a qué debía intentar.

Hice una pausa y alcé los ojos al cielo mientras le decía a Dios: *Craig morirá a menos que me muestres qué hacer.* A los pocos segundos lo supe... una especie de conocimiento intuitivo llenó mi mente. «Páseme el láser», le dije a la técnica.

Pedí un rayo láser porque parecía la alternativa más lógica. Usándolo, traté con cautela de abrir un pequeño agujero en el tronco del encéfalo. El láser me permitía coagular algunos de los vasos sanguíneos conforme penetraba. Por fin logré abrir un diminuto agujero con un mínimo de sangrado y entrar. Palpando algo anormal, tiré de ello para extraer un pedazo. Era quizás el tumor, pero estaba atascado. Lo halé con suavidad, pero nada salió. Una vez más vacilé, sin querer ser demasiado agresivo. No podía abrir más el agujero, pues estaba justo debajo del tronco del encéfalo.

Los anestesiólogos verificaron sus monitores de potenciales evocados, los cuales mostraban la actividad eléctrica que salía del cerebro.

«Ya no hay potenciales evocados», dijo uno de ellos.

El potencial evocado había muerto, tal como un electrocardiograma se convierte en una línea recta cuando el corazón deja de latir. Esa línea recta indicaba que no había ninguna onda cerebral o actividad en un lado del cerebro... una señal de serio daño. El cerebro opera por actividad eléctrica, y esa actividad que viene a través del tronco del encéfalo había desaparecido en ese lado, aunque el otro lado seguía sin daño.

«Estamos adentro. Persistiremos», dije, sin permitirme considerar cuán severo podría ser el daño. *Dios, tan solo no puedo darme por vencido. Por favor, guía mis manos.* Perseveré en el diminuto agujero en el tronco del encéfalo, hurgando con mis manos, suplicando, rogando, tirando con suavidad. Por fin, el crecimiento tumoroso empezó a salir. Halé una vez más con suavidad, y de repente salió entero y libre en una gigantesca burbuja.

De inmediato, el tronco del encéfalo se redujo casi a su tamaño normal. No obstante, aunque me sentí complacido por haber extraído el crecimiento, el daño en Craig ya había sido hecho. A pesar de que intenté no pensar en lo que sucedería, lo sabía demasiado bien. Incluso si Craig sobrevivía (lo cual era muy improbable), quedaría hecho un completo «desastre». Con certeza, permanecería en coma, y con toda probabilidad paralizado. Sin embargo, tenía que persistir, porque sabía qué era lo que había que hacer.

La operación continuó por otras cuatro horas. Cuando cerramos, me sentí muy mal. En voz alta dije: «Pues bien, hicimos lo mejor que pudimos». Sabía que lo había hecho, pero mis palabras no me consolaron nada.

* * *

La siguiente parte del relato la cuenta Susan, que más tarde grabó la historia de Craig, incluyendo su experiencia durante la primera cirugía de 1988 que acabo de describir.

SUSAN WARNICK:

Muchos amigos y familiares vinieron a acompañarme durante la cirugía esa noche, y me sentía agradecida por su presencia. Cuando las personas no estaban conversando conmigo, pasaba la mayor parte del tiempo leyendo mi Biblia. Quería confiar en Dios y alejar todas mis dudas. Sin embargo, las dudas estaban allí, carcomiéndome. No podía entender lo que estaba sucediendo ni comprender por qué estaba desmoronándome. Había tenido una confianza real en Dios durante un tiempo muy largo. Estaba muy segura de que recibiríamos un milagro. Con el correr de los años, cada vez que Craig mostraba señales de desaliento, yo me encontraba allí para motivarlo, para hacerle saber que estaba con él y que podíamos enfrentar juntos cualquier cosa, ya que Dios estaba a cargo de nuestras vidas. Había sido muy fuerte, pero ahora me estaba derrumbando.

Esa noche, nada me sacaba de mi depresión. Recuerdo que les dije a algunos de los que estaban en el cuarto: «Nunca he dicho esto antes, ni tampoco me he sentido así, pero justo en este momento me siento totalmente derrotada. Tal vez Dios quiere que entienda que ya es suficiente. Quizás Craig y yo no podemos soportar esto más. Tal vez... tal vez es mejor que todo termine de esta manera».

Por supuesto, trataron de consolarme, pero no podía hacer otra cosa que esperar y preocuparme.

En algún momento durante la noche, alcé la vista y vi al doctor Carson entrar a la sala de espera donde estaba sentada con mi familia. Él nos explicó acerca de la localización del tumor, el daño en el cerebro, y dijo algo así: «Como dije antes, era probable que esto sucediera. En el mejor de los casos, Craig quizás vivirá unos pocos meses más, pero luego morirá».

El Dr. Carson tenía la reputación de ser inmutable, de no mostrar emoción alguna cuando hablaba con las familias. Él tiene una voz suave, amable y tan tranquila que a veces las personas tienen que esforzarse para oírle. Casi siempre está muy calmado.

Me mantuve rígida mientras escuchaba lo que equivalía a una sentencia de muerte para Craig. Mientras más el doctor me hablaba, más molesta me sentía. No lloré, pero todo mi cuerpo empezó a temblar. Estaba consciente de ese temblor y, mientras más trataba de controlarlo, más intenso se hacía. *Craig se morirá...* Una y otra vez la frase resonaba en mi cabeza.

El doctor Carson dijo que trataría de extirpar este tumor si Craig y yo estábamos dispuestos a realizar otra operación. También me dijo que Craig definitivamente quedaría paralizado de un lado de su cuerpo, «aunque también existe la posibilidad de que muera».

Durante unos pocos minutos, casi no noté a Ben Carson ni oí nada. Craig se moriría. Después de eso, mi cerebro no registró gran cosa. El doctor Carson estaba de pie ante mí mientras trataba de consolarme, y sabía que él nunca podría hallar las palabras que me darían paz. Después de catorce años de investigar el VHL y haberme repetido miles de veces que si Craig alguna vez tenía un tumor en su protuberancia anular moriría, sabía muy bien lo que estaba sucediendo. Mi Craig. Iba a perderlo. Craig iba a morir.

«El tumor estaba en medio de la protuberancia», repitió el doctor Carson. En ese momento alcé la vista y vi al doctor Benjamin Carson, el ser humano. Por supuesto, estaba cansado, podía ver el agotamiento alrededor de sus ojos. Sin embargo, fue más que eso.

Su aspecto no es el habitual, pensé. *Hay algo diferente en él.* Entonces lo supe. El doctor Carson estaba desalentado. Derrotado.

Me di cuenta de que había estado tan embebida en mi propia confusión y dolor que solo había pensado en Craig y en mí, sin haber considerado nunca lo que podía estar pasando el doctor Carson.

Aunque era un hombre que ocultaba sus emociones, no lo estaba haciendo muy bien en ese momento. Reflexioné: *Este hombre le extirpa la mitad del cerebro a la gente. Hace procedimientos quirúrgicos que nadie más puede hacer.* No obstante, la tristeza se leía en su cara, en su mirada de desesperanza.

Por un momento me olvidé de Craig y de mí y sentí lástima por el doctor. Él se había esforzado mucho, y ahora estaba frustrado y en verdad desalentado.

Terminó de hablar, se dio la vuelta, y se alejó por el pasillo. Mientras lo observaba, me mantuve diciéndome: «Lo siento mucho por él».

Entonces corrí por el pasillo y lo alcancé. Lo abracé y le dije: «No se sienta tan mal, Ben».

Volví a la sala de espera. Un paciente se había ido a casa ese día y las enfermeras me permitieron pasar la noche en el cuarto vacío. Mientras yacía en la cama, tenía la vista fija en el cielo raso. Estaba furiosa, muy furiosa.

No pude recordar haber sentido tanta emoción nunca antes.

«Dios», susurré en la semipenumbra, «hemos atravesado tanto. Hemos visto muchas cosas positivas resultar de todo esto.

»Aunque he tenido momentos difíciles, en especial durante nuestros primeros años juntos, esto es lo peor. Estoy furiosa contigo, Dios. ¿Dejarás que Craig se muera y no harás nada al respecto? Si vas a llevártelo, ¿por qué no lo hiciste en 1981? ¿O cuando le salió el primer tumor? Si tienes tanto amor, ¿cómo puedes permitir que una persona como él atraviese tanto solo para acabar muriéndose?

»Nada tiene sentido ya. Tú me harás viuda a los treinta años. Craig y yo ni siquiera tendremos un hijo». Recordé a otras mujeres que habían perdido a sus maridos y me habían dicho que tener hijos les dio propósito, una razón para vivir después de la muerte de su esposo. «¡Por lo menos ellas tuvieron hijos! ¡Yo no tengo ninguno!»

Sentía un dolor tan grande en mi interior que quise morir.

Pocos minutos después, fui al baño y vi mi imagen reflejada en el espejo. No reconocí la cara que me miraba. Fue una experiencia tan rara que quedé contemplando a la extraña que tenía delante de mí.

Volví a la cama más desdichada que nunca. Sentí como si toda mi vida hubiera sido una equivocación.

«¡Una inútil! Esa soy yo. Todo el esfuerzo, todo el cuidado, para nada. ¿Y cómo podré vivir sin Craig? ¿Cómo puedes esperar, Dios, que siga sin él?»

El veneno brotaba de mí. Culpé a Dios por ponerme en la posición de hacer de Craig todo mi mundo. Ahora Dios me lo quitaría. Lloré y dejé que mi cólera emergiera.

Agotada, por fin dejé de hablar. En un momento de quietud, Dios me dijo algo. Aunque no fue una voz, definitivamente sí se trató de palabras. *Craig no es tuyo para que exijas conservarlo. Él no te pertenece, Susan. Es mío.*

Conforme comprendí la verdad, me di cuenta de lo necia que había sido. Craig y yo le habíamos entregado nuestras vidas a Jesucristo cuando estábamos en el bachillerato. Ambos le pertenecíamos a Dios. Yo no tenía ningún derecho de tratar de aferrarme a él ahora.

Apenas unos pocos días antes había estado oyendo un programa radial cristiano. El predicador contaba la experiencia de Abraham al llevar a Isaac al monte y estar dispuesto a sacrificar a su hijo, la persona que él más amaba en la vida.[*]

---

[*] Véase Génesis 22.

Pensé en esa experiencia y dije: «Sí, Dios. Craig es mi Isaac. Y como Abraham, quiero ofrecértelo».

Mientras yacía en esa nítida cama del hospital, una oleada de paz me cubrió lentamente, y me dormí.

■ ■ ■

BEN CARSON:

Después de la segunda cirugía del tronco del encéfalo, estaba pasando revista en la tarde y fui a ver a Craig. No podía creerlo: él estaba sentado en la cama. Lo miré atónito durante varios segundos y luego, para ocultar mi asombro, le dije:

—Mueva el brazo derecho.

Lo movió.

—Ahora el izquierdo.

Una vez más, las reacciones fueron muy normales. Le pedí que moviera el pie y cualquier otra parte en la que pude pensar. Todo estaba normal. No podía explicarme cómo podía ser eso, pero así era. Craig todavía tenía problemas para tragar, pero todo lo demás parecía estar bien.

—Pienso que Dios tiene algo que ver con esto —dije.

—Pienso que Dios tiene todo que ver con esto —contestó él.

A la siguiente mañana, pudimos quitarle el tubo de respiración.

—¿Me vaciarán? —se rió Craig.

Estaba haciendo bromas y se divertía en medio de todo esto.

—Ya tiene su milagro, Craig —señalé.

—Lo sé.

Su cara relucía.

Estaba en casa con mi familia una noche como seis semanas después cuando timbró el teléfono. Tan pronto como Susan reconoció mi voz, sin molestarse en identificarse gritó: «¡Doctor Carson, no creerá lo que acaba de suceder! ¡Craig se comió todo un plato de espaguetis con albóndigas! Se lo comió completo.

¡Y tragó todo! Eso fue hace más de media hora, y se siente muy bien».

Hablamos por algún tiempo y me sentí bien al saber que había sido parte de sus vidas durante uno de sus momentos especiales. Esto me hizo pensar en cómo damos por garantizadas cosas sencillas como la capacidad de tragar. Solo personas como Craig y Susan comprenden lo maravilloso que tal cosa puede ser.*

---

* ¿Qué le depara el futuro a Craig? Esperamos que vuelva a su estado previo a la operación. Eso quiere decir que tendrá un alto grado de funcionamiento. Durante todo el tiempo que lo he conocido, ha tenido limitaciones neurológicas. Sufre de temblores y todavía permanecen los problemas para tragar que resultaron de los devastadores efectos neurológicos de la segunda operación, en la que casi muere. Por desgracia, es muy probable que Craig tenga otros tumores; pero pienso que las probabilidades de que uno de ellos vuelva a aparecer en el tronco del encéfalo son pequeñas. En la actualidad, él estudia una maestría en asesoramiento pastoral.

Capítulo diecinueve
La separación de los gemelos

« Quise matarlos y matarme yo también», dijo Theresa Binder. En enero de 1987, estando en el octavo mes de embarazo, esta mujer de veinte años recibió la terrible noticia: daría a luz a gemelos siameses.[*]

«Ay, Dios mío», gritó. «¡Esto no puede ser verdad! ¡Tendré gemelos siameses! ¡Daré a luz un monstruo enfermo y horrible!» Ella lloró casi de forma continua durante los siguientes tres días. En medio de su dolor, esta futura madre contempló toda posible manera de evitar dar a luz a los gemelos.

Teresa pensó primero en una sobredosis de somníferos para matarlos y matarse. «Simplemente no podía seguir adelante, y por un tiempo me pareció la única solución para ellos y para mí», explicó. Sin embargo, cuando en realidad enfrentó esta so-

---

[*] Uno de cada setenta mil a cien mil nacimientos es de gemelos siameses. El hecho de que los gemelos estén unidos por la cabeza ocurre solo una vez en dos a dos y medio millones de nacimientos. Los gemelos siameses recibieron su nombre debido al lugar de nacimiento (Siam) de Chang y Eng (1811-1874), a los que T. P. Barnum exhibió por todos los Estados Unidos de América y Europa.

La mayoría de los siameses craneópagos mueren en el momento del nacimiento o poco después. Hasta donde sepamos, no se habían hecho previamente más de cincuenta intentos para separar a tales gemelos. De estos, menos de diez operaciones resultaron en dos niños normales por completo. Aparte de la habilidad de los cirujanos, el éxito depende en gran manera de cuánto y qué clase de tejido tienen en común los bebés. Nunca había existido un caso de siameses craneópagos occipitales (como los Binder) que hubieran sido separados y sobrevivieran.

Otros gemelos siameses unidos por la cadera o el pecho habían sido separados con éxito. Incluso así, cuando dos niños nacen con los cuerpos unidos, el intento de separarlos es una operación en extremo delicada, con unas probabilidades de supervivencia normal no mayores del cincuenta por ciento. Los gemelos tienen en común ciertos biosistemas y, si se dañan, esto podría resultar en la muerte de ambos.

lución, no logró animarse a tragar las píldoras. Algunos de sus pensamientos bordeaban lo estrafalario mientras contemplaba algo, cualquier cosa, tan solo para tener paz y escaparse de esa pesadilla. Había considerado huir o saltar por la ventana de un edificio alto. No obstante, sin que importara cualquier cosa que pensara, se oía a sí misma diciéndose: «Solo quiero morirme».

A la cuarta mañana, Theresa de repente se dio cuenta de que podía quitarse la vida, lo cual ya sería lo suficiente malo, pero que con su suicidio mataría a otros dos seres humanos que tenían todo derecho a vivir.

Ella hizo las paces consigo misma y supo que tendría que enfrentar cualquier cosa que sucediera. Ahora podía avanzar más allá de la tragedia y vivir con los resultados. Otros padres lo habían hecho.

Solo unos meses antes, Theresa y su esposo Josef, de treinta y seis años se habían sentido más que contentos ante la perspectiva de tener un hijo. Temprano en su embarazo, el médico les informó que ella tenía gemelos. «Quedé muy contenta», recordaba, «y le agradecí a Dios por este maravilloso doble regalo».

Con anticipación, esta pareja de Ulm, Alemania Occidental, había comprado ropitas de bebé idénticas, una cuna doble y un cochecito de dos puestos mientras esperaban la llegada de los gemelos.

Los gemelos Patrick y Benjamin nacieron por cesárea el 2 de febrero de 1987. Juntos pesaron cerca de cuatro kilos y medio, y se encontraban unidos por la parte de atrás de la cabeza.

Inmediatamente después del nacimiento, los llevaron al hospital infantil, y Theresa no los vio sino hasta tres días después. Cuando por fin lo hizo, Josef estaba a su lado, listo para sostenerla y sacarla del cuarto si fuera necesario.

Teresa fijó los ojos en los infantes unidos que tenía frente a ella. Las palabras como *monstruo* huyeron de su pensamiento, viendo solo a dos niños pequeños: sus bebés. Su corazón se derritió. Las lágrimas corrieron por su cara. Su esposo la abrazó, y luego ambos estrecharon a sus hijos. «Son nuestros», les dijo a los niños, «y ya los quiero».

El amor de madre nunca la abandonó, aunque los días por delante fueron difíciles, tanto que a veces le partieron el corazón. Debido a esto, su cuidado protector se hizo más fuerte. Los padres tuvieron que aprender cómo sostenerlos para que ambos estuvieran bien. Debido a que las cabezas de los niños miraban en direcciones opuestas, Theresa tenía que apoyarlos sobre una almohada y sostener un biberón en cada mano para darles de comer. Aunque no tenían en común ningún órgano vital, sí compartían una sección del cráneo y el tejido de la piel, así como una vena principal responsable de drenar la sangre del cerebro y llevarla de regreso al corazón.

Cinco semanas después del nacimiento, los Binder llevaron a sus hijos a casa. «Ni un solo instante dejamos de quererlos», dijo Josef. «Eran nuestros hijos».

Puesto que estaban unidos por las cabezas, los niños no podían aprender a moverse como otros infantes. Sin embargo, desde el principio actuaron como dos individuos. Uno a menudo dormía mientras el otro lloraba.

Los Binder vivían con la esperanza de que sus regordetes hijos rubios un día pudieran ser separados. Al considerar el futuro para Patrick y Benjamin, aprendieron que si los niños permanecían unidos, nunca podrían sentarse, gatear, voltearse o caminar. Los dos hermosos niños permanecerían confinados a la cama y relegados a estar siempre de espaldas mientras vivieran. No tenían mayor futuro.

«Vivía con un sueño que me mantenía avanzando», me dijo Theresa cuando los conocimos por primera vez. «Un sueño de que, de alguna manera, hallaríamos a algunos doctores que pudieran lograr un milagro».

Noche tras noche, cuando Theresa se iba a la cama, sus últimos pensamientos se enfocaban en poder arropar y abrazar a cada uno de sus hijos por separado, jugando con ellos uno a la vez mientras los acostaba en cunas diferentes. Muchas de esas noches permanecía acostada en su cama, con los ojos llenos de lágrimas, y se preguntaba si alguna vez habría un milagro para sus hijos. Nadie jamás había tenido éxito al separar a gemelos siameses unidos por la parte trasera del cráneo y que ambos sobrevivieran.*

Los médicos pediatras de Alemania Occidental se pusieron en contacto con nosotros en Johns Hopkins y preguntaron si el equipo de cirugía pediátrica podía diseñar un plan para separar a los gemelos, a fin de darles una posibilidad de disfrutar de vidas normales y separadas.

Ahí fue donde llegué a formar parte de esta historia.

Después de estudiar la información disponible, acepté con vacilación hacer la operación y supe que sería lo más riesgoso y exigente que jamás hubiera hecho. No obstante, también me di cuenta de que les daría a los niños una posibilidad, su única oportunidad, de vivir de forma normal. El hecho de que tomara esa decisión fue solo una fase, porque esto no sería un procedimiento de un solo médico. El doctor Mark Rogers, director de cuidados intensivos pediátricos de Hopkins, coordinó el gigantesco desafío. Reunimos a siete anestesiólogos pediatras, cinco neurocirujanos, dos cirujanos del corazón, cinco cirujanos plásticos, e igual de importante, docenas de enfermeras y técnicos: setenta de nosotros en total. Nos someteríamos a cinco meses de estudio intensivo, preparación y capacitación para esta cirugía única.

Craig Dufresne, Mark Rogers, David Nichols y yo planeamos volar a Alemania Occidental en mayo de 1987. Durante nuestros cuatro días allí, Dufresne insertaría globos inflables de silicón debajo del cuero cabelludo de los bebés. Este artificio poco a poco estiraría la piel, de modo que hubiera disponible suficiente tejido para cerrar las gigantescas heridas quirúrgicas después de la operación.

---

* El 6 de marzo de 1982, Alex Haller y un equipo médico de veintiún miembros de Johns Hopkins lograron la separación exitosa de dos niñas gemelas, hijas de Carol y Charles Selvaggio, de Salisbury, Massachusetts, en una operación de diez horas. Emily y Francesca Selvaggio estaban unidas desde el pecho hasta la parte superior del abdomen, compartiendo un cordón umbilical, piel, músculo y cartílago de las costillas. El equipo de Haller tuvo serios problemas con las obstrucciones intestinales.

En lo que se refería a la intervención, yo haría la separación real y luego Donlin Long trabajaría en uno de los niños mientras yo atendía al otro. Para mejorar nuestras probabilidades de éxito, tenía a mi lado al equipo médico más calificado, todos de Johns Hopkins, incluyendo a Bruce Reitz, director de cirugía cardiaca; Craig Dufresne, profesor asistente de cirugía plástica; David Nichols, anestesiólogo pediatra; y Donlin Long, presidente de neurocirugía; con Mark Rogers como coordinador y portavoz.

Puesto que tenía solo radiografías de los niños, necesitaba evaluar personalmente su capacidad neurológica. Así que sería parte del equipo que iría a Alemania Occidental para determinar si la cirugía era todavía factible.

Entonces, dos semanas antes del viaje planeado para los cuatro, los ladrones se colaron en nuestra casa. Aparte de cosas como equipos electrónicos, también se llevaron nuestra caja de seguridad, la cual no pudieron abrir. Esta, no más grande que una caja de zapatos, contenía todos nuestros documentos y papeles importantes, incluyendo nuestros pasaportes.

Aunque me daba cuenta de que sería difícil reemplazar el pasaporte en dos semanas, no sabía que resultaría imposible. Cuando llamé al Departamento de Estado, alguien con una voz amable pero eficiente dijo: «Lo lamento, doctor Carson, pero nada se puede hacer en un período de tiempo tan corto».

Entonces le pregunté al investigador de la policía:

«¿Cuáles son las probabilidades de recuperar mis documentos, en especial el pasaporte?»

«Ni lo sueñe», rezongó. «Nadie recupera nunca esas cosas. Los ladrones las tiran a la basura».

Después de colgar, oré: «Señor, de alguna manera tienes que conseguirme el pasaporte si quieres que participe en esta cirugía». Traté de no pensar en el asunto. Debido al número de pacientes que tenía que atender, me dediqué a otras cosas y dejé esta cuestión fuera de mi mente.

Dos días después, el mismo policía telefoneó a mi oficina.

«Usted no creerá esto, pero tenemos sus documentos y su pasaporte», me informó.

«Ah, claro que lo creo», dije.

Con un tono de asombro, me contó que un detective había estado rebuscando en la basura. En una gran bolsa de plástico halló un papel con mi nombre y empezó a buscar más. Luego halló todo lo que faltaba, cada documento importante robado. Debido a ese descubrimiento pudieron arrestar a una gran banda criminal en el área de Baltimore y Washington, D. C., recuperando todas nuestras pertenencias junto con varios artículos robados a otras familias.

Nuestro equipo pasó los siguientes cinco meses planeando y estudiando toda contingencia que pudimos concebir. Parte de la preparación exigió remodelar la red eléctrica de toda una sección de la sala de operaciones por si llegaba a fallar este servicio. La sala de operaciones tenía todo por duplicado: monitores de anestesia, máquinas cardiopulmonares y mesas que estaban una al lado de la otra, pero que podíamos apartar una vez que hiciéramos la incisión que separaría a los niños.

Al final del período de los cinco meses, todo estaba tan organizado que a veces me sentía como si estuviéramos planeando una operación militar. Incluso pensamos dónde se colocaría cada miembro del equipo sobre el piso de aquella sala. Un libro de diez páginas, jugada por jugada, detallaba cada paso de la operación. De manera interminable discutimos los cinco ensayos generales de tres horas que hicimos usando muñecos de tamaño natural unidos por la cabeza con velcro.

Desde el momento en que empezamos a hablar al respecto, todos tratamos de tener en mente que no procederíamos con la operación a menos que creyéramos que teníamos una buena probabilidad de separar a los niños sin dañar la función neurológica de ninguno.

Ni Donlin Long ni yo podíamos saber con certeza qué partes del tejido cerebral crítico, como el centro de la visión, estaban separadas por completo. Gracias a Dios, como habíamos esperado, los niños tenían en común solo un sistema principal de drenaje, el seno longitudinal superior, y una vena muy importante.

■ ■ ■

La cirugía de los gemelos de siete meses empezó el fin de semana del Día del Trabajo, el sábado 5 de septiembre de 1987, a las siete y quince de la mañana. Escogimos esa fecha porque el hospital mismo estaría menos atareado y habría abundancia de personal disponible. (No programamos cirugías electivas los fines de semana.)

Mark Rogers les había aconsejado a los padres que se quedaran en el hotel durante la operación para que pudieran descansar algo. Como se esperaba, descansaron muy poco, y uno de ellos estuvo sentado junto al teléfono todo el tiempo. Durante las siguientes veintidós horas, uno de los médicos se mantuvo llamando a los Binder para mantenerlos al tanto de cada etapa de la odisea.

Los cirujanos del corazón Reitz y Cameron, después de anestesiar a los gemelos, insertaron catéteres del grosor de un pelo en las principales venas y arterias para monitorear a los niños durante la operación. Con las cabezas de los pequeños posicionadas para prevenir que colgaran y esto causaran una presión indebida en los cráneos después de la separación, cortamos el cuero cabelludo y removimos el tejido óseo que mantenía unidos los dos cráneos, preservándolo con todo cuidado para usarlo más tarde con el fin reconstruirlos de nuevo.

Luego abrimos la duramadre, la cubierta del cerebro. Esto fue muy complejo debido a una serie de circunvoluciones o áreas tortuosas en esta membrana y en los planos de la misma entre los dos cerebros, así como también por una arteria grande y anormal que corría entre los dos cerebros y debía ser seccionada.

Teníamos que seccionar primero todas las adhesiones entre los dos cerebros antes de que pudiéramos intentar separar los grandes senos venosos. Aislamos la parte superior e inferior de los senos justo por debajo de la tórcula, el lugar donde todos ellos se unen. De forma normal esta unión tiene el tamaño de una moneda de unos tres a cinco centímetros de diámetro. Por desgracia, era mucho más grande.

Cuando cortamos debajo del área donde la tórcula debía haber terminado, hallamos una gran hemorragia. Controlamos el sangrado cosiendo parches de músculos en el área, pero era un sangrado que asustaba. Procedimos a seguir más adentro, y recuerdo haber dicho en voz alta: «Este lugar no puede extenderse mucho más». Sin embargo, cada vez nos encontrábamos con el mismo escenario. A la larga, nos abrimos paso hasta la base del cráneo, donde se unen la médula espinal y el tronco encefálico, pero todavía teníamos el mismo problema.

Concluimos que la tórcula, en lugar de ser del tamaño de una moneda, cubría la totalidad de la parte trasera de ambas cabezas y era un gigantesco lago venoso altamente presurizado.

Esta situación nos obligó a realizar un paro hipotérmico de manera prematura. En las sesiones de planificación habíamos medido con todo cuidado que nos llevaría de tres a cinco minutos separar las estructuras vasculares, y en el tiempo restante reconstruiríamos de forma simultánea a ambos infantes.

Teníamos a cada niño conectado a una máquina de circulación extracorpórea y bombeábamos la sangre a través de las mismas para enfriar sus temperaturas desde treinta y nueve hasta diecinueve grados centígrados.

Con lentitud extrajimos la sangre de los cuerpos de los niños. Este profundo grado de hipotermia lleva a que las funciones metabólicas casi se detengan, y nos permitió parar el corazón y el flujo de sangre por alrededor de una hora sin causarle daño al cerebro. Teníamos que detener el flujo de la sangre lo suficiente como para reconstruir venas separadas. Durante este tiempo, los gemelos permanecieron en un estado similar a la animación suspendida.

Pensamos que después de una hora, la demanda de nutrición que provee la sangre causaría un daño irreparable en los tejidos. Esto quería decir que una vez que hubiéramos reducido la temperatura corporal de sus cuerpecitos, teníamos que trabajar rápido. (De manera interesante, este método se puede usar solo en infantes menores de dieciocho meses, cuando el cerebro está todavía desarrollándose y es lo suficiente flexible como para recuperarse del choque.)

Justo antes de las once y treinta de la noche, veinte minutos después de que empezáramos a disminuir la temperatura de sus cuerpos, llegó el momento crítico. Con los cráneos ya abiertos, me preparé para cortar la delgada vena azul principal en la parte trasera de las cabezas, la cual drenaba la sangre del cerebro. Era el último eslabón que quedaba entre los pequeños. Completado eso, separamos la mesa ensamblada y Long se hizo cargo de uno de los niños y yo del otro. Por primera vez en su corta vida Patrick y Benjamin estaban viviendo separados el uno del otro.

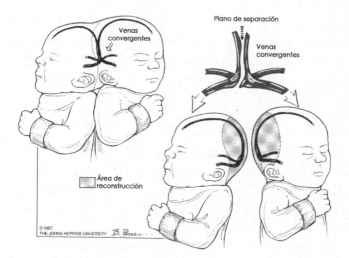

Aunque estaban libres, los gemelos de inmediato enfrentaban un obstáculo potencialmente mortal. Antes de que pudiéramos restaurar el flujo de sangre, trabajando como dos unidades, tanto Long como yo tendríamos que fabricar una nueva vena sagital con los pedazos del pericardio (la cubierta del corazón) que habíamos removido con anterioridad.

Alguien encendió un cronómetro grande en la pared. Teníamos una hora para completar nuestro trabajo y restaurar el flujo sanguíneo. Era una carrera contra el reloj, pero le dije a mi personal de enfermeras: «Por favor, no me digan qué hora es ni cuánto tiempo nos queda». No queríamos saberlo; no necesitábamos la presión adicional de alguien que dijera: «Les quedan solo dieciséis minutos». Estábamos trabajando lo más rápido posible.

Yo les había dado una instrucción: «Cuando la hora se acabe, tan solo enciendan las bombas. Si se mueren por la hemorragia, lo harán por esa causa, pero sabremos que hicimos lo mejor que pudimos». No se trataba de que no tuviera corazón, sino que no quería correr el riesgo de que hubiera un daño cerebral.

Gracias a Dios, Long y yo estábamos acostumbrados a trabajar bajo presión, así que proseguimos sin dejar que nuestra atención se desviara.

Fue una experiencia sobrecogedora en el momento de empezar la cirugía, ya que los cuerpos estaban tan fríos que era como trabajar en un cadáver. En cierto sentido estaban muertos. Y en un momento me pregunté si volverían a vivir alguna vez.

■ ■ ■

En las sesiones de planificación, había estimado que me llevaría de tres a cinco minutos separar los senos. Luego pasaría los restantes cincuenta a cincuenta y cinco minutos reconstruyéndolos antes de que pudiéramos volver a dejar fluir la sangre.

«Ay, no», dije en voz baja. Había encontrado un inconveniente. Necesitaría más tiempo del planeado para reconstruir la gigantesca tórcula de mi gemelo. La tórcula es el área temida por los neurocirujanos porque la sangre corre por allí bajo tal presión que un agujero del tamaño de un lápiz haría que un bebé sangrara hasta morir en menos de un minuto.

Después del paro hipotérmico, llevó veinte minutos separar el tejido vascular, lo cual quería decir que habíamos usado tres veces más del tiempo planeado.

No habíamos podido anticipar esta situación, ya que la presión en este lago vascular era tan alta que aclaró la tintura durante la angiografía.

El hecho de que hubiéramos empleado veinte minutos para separar los vasos nos daba solo cuarenta minutos para completar nuestro trabajo. Gracias a Dios, los cirujanos cardiovasculares habían estado mirando por sobre nuestros hombros y observando la configuración de los senos mientras los separaba. Así que cortaron pedazos del pericardio justo del diámetro y la forma necesarios.

Aunque estaban haciendo un cálculo aproximado, estos dos hombres eran tan hábiles que cuando nos entregaron el pericardio a Long y a mí, todas las piezas encajaron a la perfección. Así que pudimos coserlas en su lugar en las áreas afectadas.

En cierto momento, tal vez cuando ya habían transcurrido cuarenta y cinco minutos de la hora, sabía que nos acercábamos al momento límite. Sin mirar a mi alrededor, percibí que el nivel de tensión subía, casi como si las personas estuvieran susurrándose unas a otras: «¿Terminaremos a tiempo?»

Long terminó con su bebé primero. Yo acabé pocos segundos antes de que la sangre empezara a fluir de nuevo. Lo hicimos justo a tiempo.

Un silencio llenó por un instante la sala de operaciones, estaba consciente solo del ronroneo rítmico de la máquina de circulación cardiopulmonar.

«Terminado», dijo alguien detrás de mí.

Asentí lanzando una profunda exhalación, de repente consciente de que había estado conteniendo mi respiración durante esos últimos momentos críticos. La tensión se veía en todos nosotros, pero nos habíamos rehusado a darnos por vencidos.

Una vez que pusimos de nuevo a funcionar los corazones de los infantes, tropezamos con nuestro segundo gran obstáculo: un profundo sangrado de todos los diminutos vasos sanguíneos del cerebro que habían sido cortados durante la cirugía.

Todo lo que podía sangrar, sangraba. Pasamos las siguientes tres horas usando todo método conocido por la mente humana para controlar la hemorragia. En cierto punto estuvimos casi seguros de que no lo lograríamos. Una unidad tras otra de sangre fluía por sus cuerpos, lo que agotaba la provisión disponible.

Habíamos esperado una hemorragia, ya que tuvimos que licuar la sangre con anticoagulante a fin de usar la máquina de circulación extracorpórea. Por lo tanto, cuando pusimos a funcionar de nuevo sus corazones, la sangre estaba en efecto anticoagulada, así que enfrentamos un intenso sangrado en el área de la incisión.

Sus cerebros traumatizados empezaron a hincharse de un modo dramático, lo que en realidad ayudó a sellar algunas de las venas que sangraban, pero no queríamos cortar la provisión de sangre.

El momento más álgido llegó cuando nos enteramos de que la provisión de sangre podía terminarse.

«Hemos averiguado y no hay más en ninguna parte de Baltimore».

«Yo doy la mía si la necesitan», dijo alguien tan pronto como Mark Rogers nos informó.

De inmediato, seis u ocho personas en la sala de operaciones se ofrecieron como voluntarios al instante para donar su sangre, un gesto noble, pero que no era práctico. Por último, el banco de sangre de Hopkins llamó a la Cruz Roja Americana y ellos nos trajeron diez unidades, justo lo que necesitábamos.

Para cuando la operación terminó, los gemelos habían usado sesenta unidades de sangre… varias docenas de veces más que su volumen normal de sangre. Las extensas heridas de la cabeza medían cerca de cuarenta centímetros de circunferencia.

Mientras todo esto tenía lugar, alguien del equipo se mantenía en contacto con los padres, que habían venido del hotel y ahora estaba en la sala de espera. También teníamos un personal que se aseguraba de que los que estábamos en el equipo tuviéramos alimentos disponibles durante nuestros escasos recesos.

Habíamos planeado colocarles a los gemelos de inmediato una creación de Dufresne: una cubierta formada por una malla de titanio mezclada con una pasta de hueso triturado de la porción compartida del cráneo de los bebés. Una vez en su lugar, el hueso de sus cráneos crecería en la malla y alrededor de la misma, y no habría necesidad de sacarla.

Sin embargo, primero teníamos que cerrar sus cueros cabelludos antes de que sus hinchados cerebros se salieran por completo de sus cráneos. Pusimos a los niños en un coma inducido por barbitúricos para reducir el ritmo metabólico del cerebro. Entonces Long y yo nos hicimos a un lado. Dufresne y su equipo de cirugía plástica entraron en acción. Ellos trabajaron arduamente al tratar de remendar el cuero cabelludo. Por fin lograron arreglar las cosas bastante bien en un pequeño, con unas pocas brechas en el otro.

Dufresne tendría que esperar hasta una fecha posterior para instalar las placas de titanio.[*]

También tropezamos con el problema de no tener suficiente cuero cabelludo para cubrir las cabezas de ambos infantes. Así que de forma temporal cerramos la de Benjamin con una malla quirúrgica. Dufresne planearía una segunda operación para formar un cráneo cosméticamente aceptable si los infantes continuaban recuperándose.

Si los infantes continuaban recuperándose.

---

[*] Benjamin y Patrick tendrían que hacer otros veintidós viajes al quirófano para el cierre completo de sus cueros cabelludos. Mientras que yo llevé a cabo unas pocas de las operaciones, Dufresne hizo la mayoría, incluyendo algunos elegantes pliegues para cubrir la parte de atrás de la cabeza de Benjamin.

Capítulo veinte

El resto de la historia

*S*i se recuperan. En toda fase de la cirugía, esta era la pregunta recurrente. *Sí, mi Dios,* oraba en silencio una y otra vez, *permíteles vivir. Haz que lo logren.* Incluso si sobrevivían a la operación, pasarían semanas antes de que pudiéramos evaluar por completo su condición. La espera representaría una tensión constante, ya que estaríamos a cada instante buscando las primeras señales de normalidad, pero temiendo todo el tiempo que pudiéramos detectar indicios de daño cerebral.

Para darles a sus severamente traumatizados cerebros una posibilidad de recuperarse sin ningún efecto perjudicial duradero, usamos el medicamento fenobarbital para poner a los bebés en un coma artificial, el cual redujo de forma drástica la actividad metabólica de sus cerebros. Los conectamos a unos sistemas que los mantenían con vida y controlaban su flujo sanguíneo y su respiración. La hinchazón del cerebro era muy severa, pero no peor de lo que se había esperado. De forma indirecta monitoreábamos la hinchazón al medir los cambios en los latidos del corazón y la presión sanguínea, así como a través de escaneos CT periódicos que nos daban una imagen tridimensional del cerebro mediante rayos X.

La cirugía terminó a las cinco y quince de la mañana del domingo. Duró veintidós horas. Y la batalla todavía no se terminaba.

Cuando nuestro equipo salió del quirófano escuchando el aplauso de los demás miembros del personal del hospital, Rogers fue directamente hacia Theresa Binder y con una sonrisa en su rostro le preguntó: «¿A cuál de los niños le gustaría ver primero?»

Ella abrió la boca para responder, pero las lágrimas inundaron sus ojos.

■ ■ ■

Cuando pusimos en movimiento el plan para separar a los gemelos Binder, la oficina de relaciones públicas de Johns Hopkins les informó a los medios de comunicación lo que haríamos. Esta era una operación histórica. Aunque no lo sabíamos, la sala de espera y los corredores estaban repletos de reporteros. Por supuesto, ninguno entró al salón de operaciones. La estricta seguridad del hospital los habría detenido si hubieran tratado de entrar. Varias de las estaciones locales de radio daban noticias actualizadas de la cirugía a cada hora. Como suele suceder con este tipo de cobertura incalculable, miles que formaban parte del público general de repente se involucraron en el fenómeno quirúrgico. Más tarde me enteré de que muchas de las personas que seguían las noticias se habían detenido durante el día y orado por nuestro éxito.

Una vez fuera del quirófano, el agotamiento se hizo sentir, así que solo quería desplomarme en algún lugar. Durante los minutos después de la cirugía, no podía pensar en responder a las preguntas de nadie o hablar de lo que habíamos hecho. Rogers pospuso la conferencia de prensa hasta la tarde de ese día, lo que nos dio la posibilidad de descansar y asearnos un poco. A las cuatro, cuando entré en la sala de conferencias, la magnitud de esta cirugía me golpeó. El salón estaba lleno de pared a pared con reporteros, camarógrafos y micrófonos. Parecía extraño, pero cuando uno está haciendo cualquier trabajo, es difícil comprender la importancia del mismo.

Esa tarde, solo a pocas horas después de la cirugía, mis pensamientos se centraron en Patrick y Benjamin Binder. La atención de los medios de comunicación que la histórica cirugía generó fue una de las últimas cosas en mi mente. Es más, dudo que alguno de nosotros estuviera preparado para los infinitos cuestionamientos que ellos hicieron. Debimos habernos visto extraños al permanecer delante de la gente de los medios de comunicación con nuestras ropas arrugadas y las caras fatigadas. Estábamos cansados, pero entusiasmados. El primer paso había sido gigantesco y lo habíamos logrado. Sin embargo, era solo el primero en un largo camino.

«El éxito de esta operación no consiste solo en separar a los gemelos», dijo Mark Rogers al principio de la conferencia de prensa, «sino en obtener dos niños normales».

Mientras él contestaba las preguntas, seguía pensando en lo agradecido que me sentía por haber sido parte de este sobresaliente equipo. Durante cinco meses habíamos sido una unidad, todos especialistas y todos acometiendo el mismo problema juntos. El personal de la UCI pediátrica y los consultantes del centro infantil reaccionaron de manera espectacular. Se concentraron en brindarnos su respaldo y pasaron incontables horas no remuneradas pendientes del progreso, todo para hacer de la operación un éxito.

Escuché cómo Rogers explicaba los pasos de la cirugía y añadía: «Me estremeció que pudiéramos funcionar como un equipo a este nivel de complejidad. Somos capaces de hacer incluso mejores cosas de las que creemos si nos presentamos unos a otros el reto de hacerlo».

Aunque algunos de los demás respondieron varias preguntas, como principales portavoces Mark Rogers y yo contestamos la gran mayoría. Cuando los reporteros me preguntaron sobre las probabilidades de supervivencia de los niños, les dije: «Los gemelos tienen cincuenta por ciento de probabilidades. Hemos pensado bien todo el procedimiento. Desde el punto de vista lógico tiene que resultar; pero también sé que cuando uno hace lo que no se ha hecho antes es normal que sucedan cosas inesperadas».

Un reportero hizo una pregunta en cuanto a la visión de los niños:

—¿Podrán ver? ¿Ambos lo harán?

—En este momento simplemente no lo sabemos.

—¿Por qué no?

—¡En primer lugar, los gemelos son demasiado chicos para decírnoslo! —señalé, logrando así que algunos se rieran—. En segundo lugar, su condición neurológica estaba dañada, y eso retrasará nuestra habilidad para evaluar sus capacidades visuales. Los muchachos todavía no eran capaces de mirar las cosas o seguir objetos con sus ojos.

(Al día siguiente, por todo el mundo los titulares decían: «Gemelos ciegos por cirugía». Nunca dijimos eso o implicamos tal enunciado. Solo señalamos que no podíamos saberlo).

—¿Pero sobrevivirán? —preguntó un reportero.

—¿Podrán llevar vidas normales? —dijo otro.

—Todo está en las manos de Dios —afirmé.

Además de creer en esa afirmación, no supe qué más decir. Al salir del atestado salón, me di cuenta de que había dicho todo lo que se necesitaba.

Por pesimista que me sintiera en cuanto al resultado a largo plazo de la intervención, con todo sentí un chispazo de complacencia al haber podido trabajar lado a lado con los mejores hombres y mujeres del campo médico. Ahora bien, el final de la operación no fue la meta de nuestro trabajo en equipo. La atención postquirúrgica fue tan espectacular como la operación. Todo en las semanas siguientes confirmó nuestra unidad. Parecía como si todos, desde los oficinistas de la sala hasta los camilleros y las enfermeras, nos hubiéramos involucrado personalmente en el suceso histórico. Éramos un equipo... un equipo maravilloso.

Patrick y Benjamin Binder permanecieron en coma por diez días. Esto quería decir que durante una semana y media nadie supo nada. ¿Se quedarían así? ¿Se despertarían para empezar a vivir una vida normal? ¿Quedarían minusválidos? Todos esperábamos y nos preguntábamos. Quizás la mayoría nos preocupábamos un poco y orábamos mucho.

No habíamos hecho nada inusitado al ponerlos en coma. Ya habíamos realizado esto antes. Por ejemplo, los niños con un severo trauma en la cabeza necesitan el coma para mantener reducida su presión intracraneal. De forma constante verificábamos los signos vitales de los gemelos y palpábamos los pliegues de piel para ver lo tensos que estaban. Al principio, estaban muy tensos, pero luego empezaron a suavizarse... una buena señal de que la hinchazón estaba reduciéndose. De manera ocasional, cuando la concentración de barbitúricos se reducía y veíamos algún movimiento, decíamos: «Pues bien, pueden moverse». En ese punto necesitábamos toda señal que nos diera esperanza. «Todo está en las manos de Dios», afirmaba. Luego me recordaba a mí mismo: «Ahí es donde siempre ha estado».

Durante la siguiente semana por lo menos, cada vez que salía de mi turno esperaba que alguien me llamara y dijera: «¡Doctor Carson, uno de los gemelos acaba de tener un paro cardíaco. Estamos resucitándolo en este momento». En casa no podía relajarme mucho tampoco, ya que sabía que el teléfono podía timbrar y oiría el terrible y temido mensaje. No era que no confiara en Dios o nuestro equipo médico, sino que estábamos llevando a cabo algo totalmente nuevo, y como médicos sabíamos que las complicaciones eran interminables. Siempre esperé las malas noticias, pero gracias a Dios nunca llegaron.

A mitad de la segunda semana, decidimos aligerar el coma.

«Se mueven», dije un par de horas más tarde cuando me detuve a examinarlos. «¡Miren! ¡Movió el pie izquierdo! ¡Vean!»

«¡Se mueven!», repitió alguien a mi lado. «¡Ambos van a lograrlo!»

Nos volvimos locos de alegría, así como los nuevos padres que experimentan cada adelanto de sus nuevos bebés. Todo movimiento, desde un bostezo hasta un dedo de los pies, se convirtió en una causa de celebración para todo el hospital.

Y entonces vino el momento que nos hizo derramar lágrimas de alegría a muchos de nosotros.

Ese mismo día, tan pronto como el fenobarbital se agotó, ambos niños abrieron los ojos y empezaron a mirar por todos lados. «¡Él puede ver! ¡Ambos pueden ver! ¡Me está mirando! Vean, vean lo que sucede cuando muevo la mano». Debemos haberles parecido unos locos a todos los que no conocían la historia de los cinco meses de preparativos, trabajo, ansiedad y preocupación. Nos sentíamos emocionados. En los días que siguieron me hallé preguntándome en silencio: *¿Esto es real? ¿Está sucediendo?* No había esperado que sobrevivieran por veinticuatro horas, pero ahora estaban progresando muy bien todos los días. «Dios, gracias, gracias», me encontré repitiendo una y otra vez. «Sé que tu mano está en todo esto».

En efecto, tuvimos algunas emergencias posteriores a la operación, pero nada que no pudiéramos controlar con prontitud. Los anestesiólogos de pediatría dirigían la unidad de cuidados intensivos. Aquellos que habían invertido una tremenda cantidad de tiempo en esta operación eran los mismos que estuvieron cuidándolos después, así que en realidad se mantuvieron en control de la situación.

Más tarde surgieron las preguntas en cuanto a su capacidad neurológica. ¿Qué podrían hacer? ¿Podrían gatear? ¿Andar? ¿Realizar actividades normales?

Cada semana, Patrick y Benjamin empezaron a hacer más y más cosas y a interactuar con mayor frecuencia. Patrick en particular llegó al punto en que se divertía con los juguetes, se daba la vuelta de un lado al otro, y le iba muy bien con sus pies. Sin embargo, cierto día, como tres semanas antes de que volviera a Alemania Occidental, por desdicha Patrick aspiró (absorbió) su comida hacia sus pulmones.

Una enfermera lo encontró en la cama en medio de un paro respiratorio. Su rápida manera de actuar permitió que un equipo de emergencia lo resucitara, pero nadie sabía cuánto tiempo había estado sin respirar. Él ya estaba azul. No fue el mismo después de eso. Tristemente, sin decirlo, sabíamos que eso significaba algún tipo de daño cerebral, pero no teníamos idea de cuán extenso sería. El cerebro no puede tolerar más que unos pocos segundos sin oxígeno. En el momento en que los gemelos dejaron Johns Hopkins, Patrick, a pesar de su paro respiratorio, estaba haciendo avances. Benjamin, por su parte, progresaba bastante bien, aunque sus respuestas eran más lentas al principio. Pronto empezó a hacer las cosas que Patrick hacía antes de su paro respiratorio, tal como darse la vuelta sobre la espalda.

Por desgracia, debido a un acuerdo establecido por los padres con la revista *Bunte*, no puedo escribir nada en cuanto al progreso de los gemelos después que salieron de Johns Hopkins. Sin embargo, si sé que el 2 de febrero de 1989 dos separados y muy queridos gemelos celebraron su segundo cumpleaños.

Capítulo veintiuno
Asuntos de familia

La voz de Candy, cercana, urgente, me despertó del profundo sueño a las dos de la madrugada. «¡Ben! ¡Ben! Despierta».

Me hundí más en la almohada. Había tenido un día muy agotador. Todo el 26 de mayo de 1985 lo había pasado en nuestra iglesia participando en un certamen para corredores llamado Alternativas Saludables. Habíamos invitado a la gente a que corriera uno, cinco o diez kilómetros. Otros médicos y yo hicimos exámenes físicos rápidos y perfiles personales de salud mientras los expertos proveían consejos sobre una vida más saludable y cómo correr mejor.

Candy, que estaba en su último mes de embarazo, había caminado un kilómetro. Y ahora ella me despertaba diciéndome:

—Estoy teniendo contracciones.

Obligué a mis ojos a que se entreabrieran.

—¿A qué intervalo?

—Dos minutos.

Necesité solo un momento para que el mensaje penetrara en mi cerebro. «Vístete», le ordené mientras saltaba de la cama. Teníamos por delante media hora de camino en auto para llegar a Hopkins. Nuestro primer hijo, nacido en Australia, había llegado después de ocho horas de parto. Pensamos que este vendría un poco más rápido.

—Los dolores empezaron hace pocos minutos —explicó ella bajando los pies hasta el piso y levantándose de la cama.

A mitad del cuarto, Candy se detuvo.

—Ben, están viniendo más frecuentes —su voz era tan calmada como si me estuviera hablando del clima.

No recuerdo lo que le contesté. Estaba bastante sereno, todavía vistiéndome de forma metódica.

—Pienso que el bebé ya viene —me dijo—. Ahora mismo.

—¿Estás segura? —salté agarrándola por los hombros y ayudándola a volver a la cama.

Pude ver que la cabeza estaba empezando a coronarse. Ella se acostó quieta y pujó. Me sentí muy bien y no excesivamente emocionado. Candy se comportó como si diera a luz a un bebé cada mes. Recuerdo haberme sentido agradecido por mi experiencia en los alumbramientos, consciente de que todos habían sido traídos al mundo en mejores circunstancias.

A los pocos minutos, recibí al bebé. «Un varón», dije. «¡Otro varón!»

Candy trató de sonreír, y las contracciones continuaron. Yo esperaba la placenta. Mi madre estaba quedándose con nosotros, y le grité: «¡Mamá, trae toallas! ¡Llama a emergencias!» Después me pregunté si mi voz sonaba como en una emergencia cuatro más.

Una vez que recibí la placenta, dije: «Necesito algo para oprimir el cordón umbilical. ¿Dónde puedo hallar algo?» Mi principal preocupación era cerrar el cordón umbilical, pero no tenía ni idea de qué podía usar.

Sin responderme, Candy se bajó de la cama y caminó con bastante firmeza hasta el baño, regresando de inmediato con una horquilla para el cabello. Entonces presioné con ella el cordón umbilical. En esos momentos oí que llegaban los paramédicos. Ellos la llevaron al hospital local y también a nuestro recién nacido, al que le pusimos por nombre Benjamin Carson hijo.

Más tarde, mis amigos preguntaron: «¿Cobraste tus honorarios de partero?»

■ ■ ■

«Estoy demasiado ocupado», me dije por centésima vez. «Algo tiene que cambiar». Esta frase era como un eco que rebotaba de la pared, algo que había repetido una y otra vez antes.

Sin embargo, en esta ocasión sabía que tenía que hacer cambios.

Como otros en Hopkins, enfrentaba un serio dilema al tener una carrera neuroquirúrgica activa. El trabajo en un hospital didáctico exigía un mayor compromiso en cuanto a tiempo y pacientes del que tendría si tuviera mi propio consultorio. «¿Cómo encuentro un tiempo adecuado para disfrutar con mi familia?», me pregunté.

Por desgracia, la neurocirugía es uno de esos campos impredecibles. Nunca sabemos cuándo surgirán los problemas, y muchos son en extremo complejos, lo que requiere una tremenda inversión de tiempo. Incluso si me dedicara de forma exclusiva al ejercicio de la medicina clínica, todavía tendría un horario malo. Cuando le añadía a eso la necesidad de continuar las investigaciones en el laboratorio, escribir artículos, preparar conferencias, participar en los proyectos académicos, y más recientemente dar charlas motivadoras a los jóvenes, no había suficientes horas en ningún día o semana. Tal cosa quería decir que si no tenía cuidado, todo aspecto de mi vida sufriría.

Durante días pensé en mi calendario, mis compromisos, mis valores y en lo que podía descartar. Me gustaba todo lo que estaba haciendo, pero veía la imposibilidad de llevarlo todo a cabo. Primero, concluí que mi prioridad básica era mi familia. Lo más importante que podía hacer era ser un buen esposo y padre. Reservaría mis fines de semanas para ellos. Segundo, no permitiría que mis actividades clínicas sufrieran. Decidí que me dedicaría a ser el mejor neurocirujano clínico que pudiera ser y contribuiría todo lo que pudiera al bienestar de mis pacientes. Tercero, quería servir como un modelo ejemplar para los jóvenes.

Aunque pensaba que esta era la decisión correcta, el proceso no fue fácil. Eso quería decir que tenía que presupuestar mi tiempo, dejar algunas cosas que me encantaba hacer, incluso aquellas que promoverían mi carrera. Por ejemplo, me hubiera gustado publicar más en el campo médico, compartir lo que he aprendido, e impulsar de un modo más intenso la investigación. Hablar en público me atrae, y cada vez más oportunidades estaban apareciendo a mi paso para hacerlo en reuniones nacionales. Naturalmente, todos estos proyectos también me permitirían avanzar con rapidez a través de los rangos académicos. Gracias a Dios, muchas de estas cosas parecían estar sucediendo de todas maneras, pero no tan rápido como lo harían si pudiera dedicarles más tiempo.

Muy importante también era la necesidad de dedicarle tiempo a mi iglesia. Ahora mismo soy anciano de la Iglesia Adventista del Séptimo Día de Spencerville. Además soy director de salud física y emocional, lo que significa que presento programas especiales y coordino a los demás trabajadores de la salud de nuestra iglesia. Por ejemplo, cuando auspiciamos actividades como maratones, ayudo a coordinar tales certámenes y a organizar los exámenes médicos. Nuestra denominación hace énfasis en la salud, por eso promuevo las revistas *Vibrant Life* y *Health* en nuestra congregación.

También imparto una clase para adultos de la escuela sabática en la que hablamos de cuestiones relacionadas con el cristianismo y su relevancia en nuestras vidas diarias.

El primer paso para contar con algún tiempo libre tuvo lugar en 1985. Habíamos llegado a estar tan atareados en el hospital que tuvimos que contratar a otro neurocirujano pediátrico. Este nuevo miembro logró que disminuyera un poco la presión que tenía sobre mí. Contratarlo fue todo un paso para Hopkins, porque desde el principio de la institución en el siglo pasado la neurocirugía pediátrica había sido un departamento de una sola persona. Incluso hoy pocas instituciones tienen dos profesionales en su personal. En Hopkins estamos hablando acerca de tener tres, y posiblemente de crear una asociación de neurocirugía pediátrica, porque tenemos un gran volumen de casos y no vemos señales de que se reducirá.

Con todo, ese personal adicional no resolvió en realidad mi dilema. A principios de 1988 tuve que admitir que sin que importara cuán duro trabajara o con cuánta eficiencia, nunca terminaría, ni aunque me quedara en el hospital hasta la medianoche. Así que tomé mi decisión, una a la que con la ayuda de Dios podría apegarme. Me iría a casa a las siete en punto u ocho de la noche máximo. De esa manera me sería posible ver a mis hijos antes de que se fueran a la cama. «No puedo terminarlo todo», le dije a Candy, que me había brindado todo su respaldo. «Es imposible. Siempre hay un poco más que hacer. Así que da igual que deje el trabajo inconcluso a las siete de la noche que a las once». Me he apegado a ese horario. Termino mi trabajo en el hospital alrededor de las siete y treinta, y estoy de regreso en la oficina doce horas después. Todavía es un día largo, pero trabajar once o doce horas es razonable para un doctor. Quedarse trabajando catorce o diecisiete horas no lo es para nada.

Conforme se presentan más oportunidades para dar conferencias, eso incluye viajes. Si tengo que viajar a una gran distancia, llevó a mi familia. Cuando los hijos empiecen la escuela, eso tendrá que cambiar. Por ahora, cuando me invitan a hablar, pregunto si pueden también proveer transporte y alojamiento para mi familia también.

Estamos considerando que mi madre venga a vivir con nosotros pronto, así ella podría cuidar a los niños algunas veces mientras Candy y yo viajamos. Por atareado que esté y por muchas personas que requieran de mi tiempo, pienso que sería bueno que Candy y yo pasáramos algún tiempo solos los dos. Sin su respaldo, mi vida no sería tan exitosa como lo es hoy.

■ ■ ■

Antes de que nos casáramos, le dije a Candy que casi no me vería.

«Te quiero, pero seré médico, y eso quiere decir que estaré muy atareado. Si voy a ser doctor, deseo ser una persona dedicada a mi profesión, y eso me exigirá mucho tiempo. Si tal cosa es algo con lo cual puedes vivir, podemos casarnos, si no, estaríamos cometiendo una equivocación».

«Puedo arreglármelas con eso», dijo ella.

¿Parecía que estuviera siendo egoísta? ¿Acaso mi idealismo nublaba mi compromiso con la mujer que sería mi esposa?

Tal vez la respuesta es sí a ambas preguntas. Sin embargo, también estaba siendo realista. Candy se las ha arreglado extremadamente bien con mis largas horas de trabajo. Tal vez debido a que se siente muy confiada y segura de sí misma es que puede respaldarme tan bien. Es por su apoyo que puedo manejar con más facilidad las demandas.

Mientras era interno y residente de penúltimo año, rara vez estaba en casa, ya que trabajaba de cien a ciento veinte horas por semana. Por supuesto, Candy rara vez me veía. La llamaba, y si tenía unos pocos minutos, me llevaba comida. Almorzábamos y pasábamos juntos unos pocos minutos antes de que ella regresara a casa.

Durante ese período, Candy decidió volver a estudiar. Me dijo: «Ben, estoy en casa todas las noches sola, así que será mejor que haga algo». Ella tiene mucha energía creativa, y le da un buen uso. Empezó un coro en una iglesia y un conjunto instrumental en otra. Durante nuestro año en Australia, allí también empezó un coro y un conjunto instrumental.

Ahora tenemos tres hijos. Rhoeyce nació el 21 de diciembre de 1986, lo que nos convirtió en una familia de cinco. Yo crecí sin un padre, y no quiero que mis hijos crezcan así. Es demasiado importante que ellos *me* conozcan en lugar de tan solo mirarme en fotos de álbumes y revistas, o verme por televisión. Mi esposa, mis hijos... ellos son la parte más importante de mi vida.

Capítulo veintidós

Piense en grande

Candy y yo tenemos un sueño que todavía está por cumplirse: ver establecido un fondo nacional de becas para jóvenes que poseen talento académico, pero no tienen dinero. Esta beca les ayudaría a adquirir cualquier tipo de educación que desearan en cualquier institución a la que quisieran asistir. La mayoría de los fondos filantrópicos están demasiado orientados políticamente y dependen mucho de conocer a las personas apropiadas o lograr que personas importantes lo respalden a uno.

Soñamos con un programa de becas que reconozca el *puro talento* en cualquier campo. Soñamos con buscar a esos jóvenes talentosos que merecen una oportunidad para triunfar, pero que nunca lograrán ni siquiera acercarse al éxito debido a la falta de recursos.

Me gustaría mucho estar en una posición en la que pudiera hacer algo para ayudar a que ese sueño se hiciera realidad.

Yo pongo en práctica el pensar en grande en mi propia vida. Conforme mi existencia avanza, quiero ver a miles de personas merecedoras de toda raza avanzar hacia el liderazgo debido a su talento y entrega. Aquellas personas que tienen sueños y dedicación pueden hacer esto posible.

«¿Cuál es la clave de su éxito?», preguntó el adolescente con cabello afro.

No era una pregunta nueva. La he oído tantas veces que por fin preparé una respuesta.

«Piensa en grande», le dije.

Me gustaría explicar esto por medio del siguiente recuadro.

PIENSE EN GRANDE

Talento

Aprenda a reconocer y aceptar los talentos que Dios le ha dado (y que todos tenemos). Cultívelos y úselos en la carrera que prefiera. Ser conscientes de nuestro talento nos pone muy por delante en el juego si aprovechamos lo que Dios nos ha dado.

Tiempo

Conozca la importancia del tiempo. Cuando una persona siempre es puntual, la gente puede depender de ella. Demostramos que somos confiables. Aprenda a no desperdiciar el tiempo, porque el tiempo representa dinero y esfuerzo. El uso del tiempo también es un talento. Dios les da a algunos la capacidad de manejar el tiempo. El resto de nosotros tenemos que aprender cómo hacerlo. ¡Y podemos aprender!

Esperanza

No ande por todos lados con la cara larga ni espere que suceda algo malo. Anticipe las cosas buenas; manténgase alerta en espera de las mismas.

Honestidad

Cuando uno hace algo deshonesto, luego debe hacer otra cosa deshonesta para encubrirlo, y así la vida se vuelve desesperanzada y compleja. Lo mismo pasa cuando decimos mentiras. Si uno es honesto, no tiene que recordar lo que dijo la última vez. Decir la verdad en toda ocasión hace la vida asombrosamente sencilla.

Visión

Escuche y aprenda de las personas que ya han estado en la situación a la que quiere llegar. Benefíciese de sus errores en lugar de repetirlos. Lea buenos libros como la Biblia, porque ellos abren nuevos mundos de entendimiento.

Amabilidad

Sea amable con las personas... con toda persona. Si somos amables con los demás, ellos lo serán con uno. Exige mucha menos energía ser amable que ser rudo. Ser bondadoso, amistoso y útil exige menos energía y alivia mucho la presión.

Conocimiento

El conocimiento es la clave para la vida independiente, la clave para todos nuestros sueños, esperanzas y aspiraciones. Si uno es instruido, en particular más versado que todos los demás en su campo, se vuelve invaluable y labra su propio camino.

Libros

Reitero que el aprendizaje activo mediante la lectura es mejor que el aprendizaje pasivo, como escuchar conferencias o ver televisión. Cuando uno lee, la mente debe trabajar a fin de captar las letras y conectarlas para formar palabras. Las palabras se combinan para crear pensamientos y conceptos. Cultivar buenos hábitos de lectura es algo similar a convertirse en un campeón de pesas. El campeón no va al gimnasio un día y empieza a levantar doscientos kilos. Él fortaleció sus músculos empezando con pesos ligeros y fue luego aumentándolos a fin de prepararse para más. Es lo mismo con las hazañas intelectuales. Cultivamos nuestras mentes al leer, pensar e imaginarnos las cosas por cuenta propia.

Aprendizaje a fondo

Los aprendices superficiales estudian mucho para los exámenes, pero no saben nada después de dos semanas. Los que aprenden a fondo hallan que el conocimiento adquirido se convierte en parte de ellos. Entienden más acerca de sí mismos y su mundo. Continúan edificando sobre la comprensión previa y acumulando nueva información.

Dios

Nunca se crea demasiado grande como para olvidar a Dios. Nunca deje a Dios fuera de su vida.

Por lo general, concluyó mis conferencias diciéndoles a los jóvenes: «Si pueden recordar estas cosas, si pueden aprender a pensar en grande, nada en la tierra les impedirá que tengan éxito en lo que sea que escojan hacer».

Mi preocupación por los jóvenes, en especial por los que están en desventaja, me impactó por primera vez cuando trabajé como reclutador para Yale durante las vacaciones. Cuando vi los puntajes del SAT de esos muchachos y lo poco que habían logrado acercarse a los mil doscientos, me entristecí. También me molesté, pues sabía por experiencia propia al crecer en Detroit que los puntajes no siempre reflejan la inteligencia de las personas. Aunque he conocido a muchos jóvenes brillantes que pueden captar las cosas con rapidez, por una variedad de razones sacan bajos puntajes en sus exámenes SAT.

Le he dicho a Candy más de una vez: «Algo anda mal en una sociedad que posee un sistema que impide que estas personas lo logren. Con la ayuda y el incentivo apropiados, muchos chicos en desventaja pueden lograr resultados sobresalientes».

Hice el compromiso conmigo mismo de que en toda oportunidad animaría a los jóvenes. Conforme fui llegando a ser más conocido y empecé a tener más oportunidades para hablar, decidí que enseñarles a los muchachos a fijarse metas y alcanzarlas sería un tema constante para mí. Ahora recibo tantas solicitudes que no puedo aceptarlas todas como quisiera. Sin embargo, hago todo lo posible por los jóvenes sin descuidar a mi familia y mis deberes en Johns Hopkins.

Tengo convicciones fuertes sobre el tema de la juventud en los Estados Unidos, y he aquí una de ellas. En realidad, me fastidia el énfasis que los medios de comunicación hacen en los deportes en los colegios y universidades. Demasiados jóvenes gastan todas sus energías y su tiempo en las canchas de baloncesto mientras esperan ser un Michael Jordan. O dedican todas sus energías a ser un Reggie Jackson en el diamante de béisbol, o un O. J. Simpson en el campo de fútbol americano. Quieren ganar un millón de dólares al año, sin darse cuenta de cuán pocos de los que lo intentan alcanzan ese tipo de salarios. Estos muchachos acaban desperdiciando sus vidas.

Cuando los medios de comunicación no insisten con los deportes, entonces lo hacen con la música. A menudo oigo a grupos —y muchos son buenos— que se entregan de corazón a una carrera altamente competitiva, sin darse cuenta de que solo un grupo entre diez mil logrará triunfar en grande. En lugar de dedicar todo su tiempo y energía a los deportes o la música, estos muchachos —estos jóvenes brillantes y talentosos— deberían estar dedicando su tiempo a los libros y a mejorar su vida, a fin de asegurarse una carrera cuando sean adultos. Culpo a los medios de comunicación por perpetuar esos sueños de grandeza. Así que dedico un tiempo para hablar con los grupos de estudiantes de primer año a fin ayudarlos a que se den cuenta de que tienen una responsabilidad hacia cada una de las comunidades de dónde provienen, de modo que lleguen a ser lo mejor que pueden ser.

Cuando voy a los colegios y las universidades a fin de hablar con ellos, trato de mostrarles lo que pueden hacer para lograr vivir bien. Les insto a que emulen a los adultos triunfadores en las distintas profesiones.

A los profesionales exitosos les digo: «Lleven a los jóvenes a su casa. Muéstrenles el auto que conducen, háganles ver que ustedes también tienen una vida buena. Ayúdenles a entender el precio que hay que pagar para lograr ese estilo de vida. Explíquenles que hay muchos caminos para alcanzar una vida satisfactoria aparte de los deportes y la música».

Muchos chicos son terriblemente ingenuos. He oído a uno tras otro decir: «Seré doctor», o «abogado», o tal vez «presidente de una empresa». Sin embargo, no tienen ni idea del trabajo que cuesta llegar a esas posiciones.

También hablo con los padres, los maestros y todas las demás personas asociadas con la comunidad. Les pido que se enfoquen en las necesidades de estos adolescentes. Estos muchachos deben aprender a lograr un cambio en sus vidas. Necesitan ayuda. De otra manera, las cosas nunca mejorarán, sino empeorarán.

He aquí un ejemplo de cómo esto funciona. En mayo de 1988, el *News* de Detroit publicó una crónica acerca de mí en su suplemento dominical. Después de leer el artículo, un hombre me escribió. Era un trabajador social y tenía un hijo de trece años que también quería ser trabajador social. Sin embargo, las cosas no habían estado marchando bien para ellos. Primero habían desalojado al padre de su vivienda, luego perdió su empleo. Él y su hijo estaban buscando dónde hallar la próxima comida y su mundo había sido alterado por completo. Se encontraba tan deprimido que estaba listo para suicidarse. Entonces leyó el *News* de Detroit y encontró el artículo. Esto es lo que este hombre me escribió:

«Su historia simplemente hizo que mi vida diera un giro y me dio esperanza. Su ejemplo me inspiró a salir y hacer mi mayor esfuerzo para tener una vida de nuevo. Ahora tengo un nuevo trabajo y las cosas están empezando a mejorar. Ese artículo cambió mi vida».

También he recibido una gran cantidad de cartas de estudiantes de varias universidades que no tenían un buen rendimiento, pero que al leer sobre mí, verme por la televisión o escucharme hablar, fueron desafiados a redoblar sus esfuerzos. Ellos están haciendo un esfuerzo por aprender las cosas, y eso quiere decir que serán lo mejor que pueden ser.

Una madre soltera me escribió contándome que tenía dos hijos, uno de los cuales quería ser bombero y el otro médico. Me dijo que todos ellos habían leído de mi experiencia y se habían sentido inspirados. Al aprender sobre mi vida y cómo mi madre me ayudó a escoger la senda correcta, en realidad se sintió inspirada a volver a estudiar. Para el tiempo en que me escribió, había sido aceptada en la facultad de leyes. Sus hijos habían mejorado sus calificaciones y les estaban yendo muy bien. Cartas como esta me hacen sentir satisfecho.

En la Secundaria Básica Old Court de los suburbios de Baltimore han organizado el Club Ben Carson. Para ser miembros, los estudiantes tienen que convenir en que no verán más de tres programas de televisión a la semana y leerán por lo menos dos libros en ese tiempo. Cuando visité ese colegio, hicieron algo singular. Los miembros del club habían recibido con antelación información biográfica sobre mi vida y realizaron una competencia. Los ganadores fueron los estudiantes que respondieron de forma correcta el mayor número de interrogantes acerca de mi persona. Durante mi visita, todos los seis ganadores pasaron al escenario y respondieron preguntas relacionadas conmigo y con mi vida. Los escuché asombrado de ver cuánto me conocían, y me sentí humilde porque mi vida hubiera tocado la de ellos.

Todavía me parece irreal cuando voy a algunos lugares y las personas se entusiasman al verme. Aunque no lo entiendo por completo, me doy cuenta de que en particular para los negros de este país, los Estados Unidos, represento algo que muchos jamás han visto en sus vidas: alguien en un campo técnico y científico que ha llegado a la cumbre. Y se me reconoce por mis logros académicos y médicos en lugar de por ser un astro deportivo o un artista.

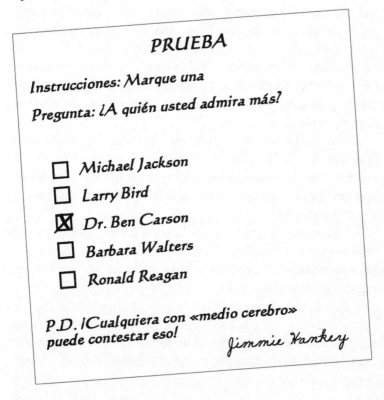

PRUEBA

Instrucciones: Marque una

Pregunta: ¿A quién usted admira más?

☐ *Michael Jackson*
☐ *Larry Bird*
☒ *Dr. Ben Carson*
☐ *Barbara Walters*
☐ *Ronald Reagan*

P.D. ¡Cualquiera con «medio cerebro» puede contestar eso!

Jimmie Hankey

Aunque esto no sucede a menudo, *en efecto sucede*, lo que me hace recordar que no soy la gran excepción. Por ejemplo, tengo un amigo llamado Fred Wilson que es ingeniero en el área de Detroit. Él es negro, y la Compañía de Automóviles Ford lo seleccionó como uno de sus ocho mejores ingenieros en todo el mundo. Aunque es increíblemente brillante y ha hecho un trabajo sobresaliente, pocos conocen sus logros. Cuando me presento en público, me gusta pensar que estoy exhibiendo mi propia vida y las de todos aquellos otros que han demostrado que ser miembros de una raza minoritaria no quiere decir que uno sea alguien que no es capaz de triunfar en la vida.

A muchos de los estudiantes con los que hablo les cuento sobre Fred Wilson y otras personas negras exitosas que tan solo no reciben la atención de los medios de comunicación o no son famosas. Cuando uno está en un campo como el mío en un lugar como Johns Hopkins, y se está desempeñando lo mejor posible, es difícil esconderse. Cada vez que alguno de nosotros aquí hace algo sobresaliente, los medios de comunicación se enteran y divulgan la noticia. Conozco a muchos en otros campos menos glamorosos que han hecho cosas significativas, pero casi nadie sabe de ellos.

Una de mis metas es asegurarme de que los adolescentes aprendan acerca de estos individuos tan talentosos, de modo que puedan tener una variedad de modelos ejemplares. Cuando los jóvenes tienen dichos modelos, pueden cambiar y enfocarse en logros mayores.

Otra meta es animar a los adolescentes a conocerse a sí mismos y los talentos que Dios les ha dado. Todos tenemos estas capacidades. El éxito en la vida radica en reconocer y usar nuestro «material en bruto».

Soy un buen neurocirujano. Y esto no es jactancia, sino una manera de reconocer la habilidad innata que Dios me ha dado. Empezando con determinación y usando mis manos talentosas, me he dedicado a educarme y usar mis destrezas.

Pensar en grande y usar nuestros talentos no quiere decir que no tendremos dificultades en el camino. Las tendremos... todos las tenemos. Es la manera en que vemos esos problemas lo que determina cómo acabamos. Si escogemos ver los obstáculos en nuestro camino como barreras, dejaremos de esforzarnos. «No podemos ganar», nos lamentamos. «*Ellos* no nos dejan ganar». Sin embargo, si escogemos ver los obstáculos como vallas que hay que saltar, podremos superarlos. Las personas exitosas no tienen menos problemas. Ellas solo han decidido que nada detendrá su avance.

Sin que importe cuál sea la dirección que tomemos, si podemos darnos cuenta de que cada valla que saltamos nos fortalece y nos prepara para la siguiente, ya estamos en el camino hacia el éxito.

Nos agradaría recibir noticias suyas.
Por favor, envíe sus comentarios sobre este libro
a la dirección que aparece a continuación.
Muchas gracias.

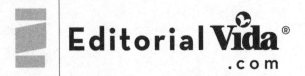

Vida@zondervan.com
www.editorialvida.com